HI PER ATI VOS!

Christoph Türcke

HIPERATIVOS!

Abaixo a cultura do déficit de atenção

Tradução de
José Pedro Antunes

Revisão técnica de
Eduardo Guerreiro B. Losso

1ª edição

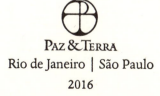

Paz & Terra

Rio de Janeiro | São Paulo
2016

© Verlag C.H.Beck oHG, München 2012

Capa: Estúdio Insólito
Foto de capa: still life photographer/Getty Images

Título original alemão: *Hypiraktiv!: Kritik der Aufmerksamkeitsdefizitkultur*

Todos os direitos reservados. É proibido reproduzir, armazenar ou transmitir partes deste livro, através de quaisquer meios, sem prévia autorização por escrito.

Texto revisado segundo o novo Acordo Ortográfico da Língua Portuguesa.

Direitos desta edição adquiridos pela
EDITORA PAZ & TERRA
Rua do Paraíso, 139, 10º andar, conjunto 101 – Paraíso
São Paulo, SP – 04103-000
http://www.record.com.br

Seja um leitor preferencial Record.
Cadastre-se em www.record.com.br e receba informações sobre nossos lançamentos e nossas promoções.

Atendimento e venda direta ao leitor:
mdireto@record.com.br ou (21) 2585-2002

CIP-BRASIL. CATALOGAÇÃO NA FONTE
SINDICATO NACIONAL DOS EDITORES DE LIVROS, RJ

T844h Türcke, Christoph
   Hiperativos! Abaixo a cultura do déficit de atenção / Christoph Türcke; tradução José Pedro Antunes; revisão de tradução Eduardo Guerreiro B. Losso. – 1ª ed. – São Paulo: Paz e Terra, 2016.
   144 p.: il.; 21 cm.

   Tradução de: Hyperaktiv!

   Inclui bibliografia
   ISBN 978-85-775-3353-4

   1. Distúrbio do déficit de atenção com hiperatividade. 2. Crianças com distúrbio do déficit de atenção – Educação. 3. Educação inclusiva. I. Antunes, José Pedro. II. Título.

           CDD: 618.928589
16-36044   CDU: 616.89-008.61

Impresso no Brasil
2016

Para Angelika

Sumário

Introdução   9

1. Cultura do déficit de atenção   13

   O animal que sacrifica   16
   Profanação   22
   Repetição maquinal   26
   Choque da imagem   29
   Distúrbio cerebral   35
   Foco de TDAH   44
   Transtorno cultural   47
   Atenção repartida   54
   Multitarefa   61
   Revolução de nove meses   64
   Dispersão concentrada   77
   Repsicotização   80
   Retenção   85

2. Estudos rituais: esboço de uma disciplina escolar   87

   Esclarecimento prévio   87
   Desregulamentação   92

Aula no ensino fundamental 96
Ler e escrever 107
Colóquio 113
Estruturas sociais 117
Valores 121
Aprender a professar 126
Observação final e agradecimento 131

Notas 133

Referências bibliográficas 139

Introdução

Filosofia concerne à relação do geral e do particular. O geral interessa a todos, mas a ninguém em especial. De *per si*, ele é nivelador, impessoal, vago, abstrato, numa palavra: desinteressante. Sempre que algo nos comove, estimula, abala, cansa ou contenta, forçosamente, tem que ser algo de particular. Só que o particular é também o desagregado, o descontextualizado. Em si mesmo, ele permanece incompreensível. Compreendê-lo significa reconhecer nele *mais* do que ele próprio: um contexto, uma constelação, um padrão, em suma, algo de geral. É disso, justamente, que se trata nas páginas a seguir: o geral no particular, mas também o particular no geral. Nelas, aborda-se um fenômeno que, em todas as sociedades penetradas pela alta tecnologia, se propaga de modo avassalador entre crianças e jovens, tornando inquietos, inseguros e mudos todos os envolvidos. Provém da Psiquiatria a denominação que ele atraiu para si: Transtorno de Déficit de Atenção com Hiperatividade (TDAH). Soa como o conciso diagnóstico de uma doença, mas não passa de uma denominação auxiliar para algo que carece de entendimento. Não faltam esforços no sentido de entendê-lo. Os estudos a respeito estão a todo vapor. Mas eles avançam pouco. "Quanto mais de perto se observa uma palavra, mais de longe ela nos olha de volta", dizia Karl Kraus.[1] É semelhante com o TDAH, um fenômeno que os especialistas gostam de chamar de "multifatorial". Quanto mais meticulosamente colocado sob a lupa, mais o decompõem em fatores, mais expressivamente ele aponta para longe e para além de si mesmo. Quem quer esclarecer o que é o TDAH acaba se responsabilizando por bem mais do que o mero fenômeno. O que ele assume está ligado a algo extremamente genérico: toda uma cultura do déficit de atenção.

Com isso, há bem mais em jogo do que gostariam todos os envolvidos. Eles serão impelidos a uma questão axiomática que há muito parecia respondida. O que é isso, afinal: a atenção? Cada indivíduo que dirige a outro um "Preste atenção" acredita sabê-lo, e supõe que o outro esteja também ciente. Mas o que é conhecido longe ainda está de ser *re*conhecido. Determinadas coisas a gente só aprende a entender quando elas próprias já não se entendem por si mesmas – quando estão ameaçadas. E de fato vivemos o início de uma fase histórica na qual a atenção humana se apresenta como um bem passível de ser perdido. Com maior urgência, pois, coloca-se a questão: Como afinal foi adquirido, outrora, o que agora está em vias de se perder? Como logrou penetrar a natureza humana a ponto de, por milênios, parecer um dom natural? Quem tenta entender com seriedade os atuais déficits de atenção, de imediato, vê-se arrastado em direção a um passado remoto e diante da questão sobre o que, afinal, se pode entender por hominização. Uma vez mais, cumpre até mesmo aprender a re-entender a história da humanidade: como história da repetição. Não, não no sentido de um eterno retorno do mesmo. Repetição nunca é, afinal, apenas o mesmo outra vez, pois costuma transcorrer sempre de modo diferente – em outro tempo, sob outras circunstâncias, com outros envolvidos ou ao menos dotados de diferente disposição de ânimo. Longe de marcar passo, ela costuma variar, sempre; a princípio, o mais das vezes de modo imperceptível, mas, no decorrer de espaços de tempo mais dilatados, com cada vez maior evidência.

Transformações que têm lugar pela repetição costumam ser duradouras. Não se dissipam com a rapidez de desvios esporádicos e caprichosos de comportamentos harmonizados. Pois a história humana, ao menos com a mesma intensidade das rupturas, foi também impulsionada por determinadas práticas de repetição, com as quais tribos, clãs, famílias ou povos há muitos séculos buscaram dominar suas circunstâncias. Rupturas, rebeliões, revoluções resultam inconsequentes quando não se fazem duradouras – caem em práticas coletivas de repetição. A história humana de repetição, desde os primórdios fincados na remota Idade da Pedra, tinha um padrão determinado. Há mais ou menos dois séculos, no entanto, ela atingiu um ponto nevrálgico, em que, sem saber de que modo, como que em partenogênese, se estabeleceu no mundo um novo tipo de repetição. Mas que é tanto sua criatura como seu contraponto. Produziu-se a partir dela, mas lhe perfaz a trajetória ao inverso. E somente quando se tem clareza sobre o tipo de mudança que com isso se introduziu é que se pode aprender a avaliar de qual mensagem o TDAH é portador.

Que a capacidade da atenção pode se perder, essa é uma experiência nova. Do que não se conclui que ela necessariamente deva ser perdida. Sua rota pode ser alterada. Um dos lugares centrais para tal é a escola. Por isso mesmo, este livrinho até começa com um perfil da história da humanidade, mas termina com uma proposta para o cotidiano escolar. Esboça-se, no caso, uma disciplina que se contrapõe à divisão disciplinar existente, mas poderia reunir forças contrárias ao déficit de atenção que se alastra, fixando-as estruturalmente. Seu nome provisório: Estudos Rituais. As considerações a respeito até formam um capítulo em si. Mas sua leitura em separado não é aconselhável. Sua inteira compreensão se dá tão somente à luz da argumentação que a ele conduz.

1
Cultura do déficit de atenção

Basta estar cansado, ter medo ou dores, elaborar uma decepção ou não saber como tomar uma decisão, e já a pessoa não consegue mais se concentrar. É bastante normal e, além do mais, liga-se a uma esperança legítima: tão pronto esteja afastado o fator de perturbação, como que por si mesma, a capacidade de se concentrar estará de volta. No que se segue, trata-se de algo diferente: a dramaticamente crescente quantidade de crianças e jovens que nunca se tornaram capazes de se concentrar, em nada persistem, nada conseguem suportar, imediatamente tornam a interromper qualquer jogo, qualquer diálogo, qualquer contato amistoso, sem que para tal haja uma circunstância causal evidente. Especialistas aventam toda e qualquer possibilidade: perturbações cerebrais, disposição psicótica, relações familiares abaladas, inferioridade social, educação destituída de princípios, televisão em excesso. Mas a permanente inquietação motora e o alarmante déficit de atenção se manifestam igualmente em crianças que não apresentam nenhum tipo de defeito cerebral e não permitem reconhecer nada de psicótico, vivendo em famílias de posses, medianamente intactas, com moderado consumo televisivo. O que lhes falta? Os atingidos, em sua maior parte, ao menos na Europa Central e na América do Norte, dispõem de alimentação e vestuário suficientes. Não raro tendem ao excesso de peso e deitam fora o que não lhes apetece. Costumam exigir roupas de grife e só a contragosto admitem o uso de similares. Têm acesso a escolas, bibliotecas e modernos aparelhos de comunicação de massas (televisão, computador e celular). Dispõem de quantidades de brinquedos. Tanto mais chama a atenção, pois, a pouca satisfação que extraem de tudo isso. Será que a tudo possuem em excesso?

Ao menos o comportamento deles dá testemunho tanto de fastio como de carência. Neles algo de elementar foi perturbado. Por isso, perturbam eles, por sua vez, o meio em que vivem, ocasionalmente levando pais e professores à beira do desespero. Mas *o que* neles está perturbado? Por muito tempo, "distúrbio" foi em primeira linha um conceito do vocabulário político; distúrbio da ordem pública era o que se tinha em mente – para alguns, o perigo pura e simplesmente; para outros, a saída de emergência redentora. O movimento operário europeu, por exemplo, declaradamente se empenhava num abrangente distúrbio, de andamentos sociais desgastados; não para perturbar a existência comum, mas para impedir que ela arruinasse a maioria de seus membros. Sua principal arma de distúrbio era o abandono do trabalho: a greve [*Streik*].

Greve política nunca é um fim em si mesmo; ela sempre rompe a ordem existente em nome de outra coisa, de algo melhor. Os envolvidos sabem que não podem viver duradouramente da greve e em greve. Crianças que tornam imediatamente a interromper o que começam não sabem essas coisas. Ainda não entendem nada de política e mesmo assim fazem greve. A greve que promovem não é muito mais do que um reflexo psicossomático, mas, por isso justamente, algo de inteiramente existencial. Elas boicotam [*bestreiken*] tanto o seu ambiente como a si mesmas – por necessidade, não por princípio ou convicção. Comparativamente, o anarquismo político resulta quase agradável. Seu otimismo, de que somente quando todas as instituições e leis estatais tiverem sido afastadas é que as relações humanas se regularão por si mesmas, de modo harmônico, nutre-se da desconfiança numa estabilidade cultural básica que abrange todas as pessoas. Confiança essa que falta às crianças do TDAH. Seu anarquismo é mais radical. Ele refuta a ideia de que a estabilidade cultural seja como que absorvida com o leite materno e faça parte da constituição humana. Lembra que a cultura nem caiu do céu nem é inata; que tudo quanto distingue a humanidade de outras espécies animais foi laboriosamente adquirido. Algo sabido, afinal, pela teoria da evolução; mas comove vê-lo demonstrado pelas crianças do século 21. Para os especialistas da Neurobiologia, da Psiquiatria, da Psicologia e da Pedagogia, essas crianças são objetos de detalhada pesquisa sobre as causas do déficit. O filósofo, ao contrário, percebe essas crianças antes de tudo como sujeitos que – por seu comportamento – *lhe* colocam questões. O que compõe a estabilidade cultural? Como foi possível alcançá-la? Que vítimas sua aquisição terá custado? São nada menos do que questões sobre a hominização. Elas obrigam a uma nova recapitulação do alvorecer da humanidade – por assim dizer, mais uma vez começar desde o início. Isso tem um custo: autossuperação. Mas vale a pena. Assim, o conjunto da pesquisa sobre as causas do déficit pode ser visto sob uma nova luz.

O animal que sacrifica

Seres humanos são reincidentes. E mais: só por terem sido especificamente reincidentes é que se tornaram seres humanos. Por menor que seja o conhecimento da origem da humanidade, uma coisa é certa: a formação dos costumes é parte integral da hominização, que tem origem nos rituais sagrados, sendo que estes, por sua vez, têm uma raiz comum: o ritual do sacrifício. Quem, no sentido arqueológico, se volta para os vestígios da humanidade em seus primórdios, obrigatoriamente, depara com resíduos e suplementos do oferecimento de sacrifícios. Os povoamentos da Idade da Pedra normalmente se agrupam ao redor de um centro sagrado, seja uma pedra do sacrifício, seja um totem, seja uma montanha, seja um sepulcro, e sepultamento não se dissocia nitidamente de ofertório. E quem estuda as mais antigas camadas narrativas da humanidade depara com mitos nos quais a consumação do sacrifício ou representa, ela própria, a ação central, ou conserva-se como um baixo contínuo. Matar – isso os animais também fazem, ocasionalmente, inclusive, a seus iguais. Mas matar ritualmente, em reuniões festivas num determinado lugar e de acordo com um esquema estipulado: essa é uma particularidade da espécie *Homo sapiens*. O verbo grego *rezein* é a memória verbal desse fato. Significa tanto "oferecer vítimas" assim como, de modo geral, "agir, estar em atividade", tomando assim o sacrifício como totalidade da ação humana, como a atividade da espécie humana – de modo bastante semelhante, de resto, ao verbo latino *operari*, do qual, em alemão, se originaram tanto *"operieren"* [operar] como *"opfern"* [sacrificar].[2]

O ser humano é o animal que sacrifica. Mas primeiro teve que aprender o sacrifício, e, aliás, sem professor ou educador que lhe ensinassem ou de boa vontade pudessem ter-lhe estimulado ou corrigido as primeiras tentativas desajeitadas. Terão transcorrido milhares de anos até que se formassem rituais sacrificiais fixos. Em todo caso, os coletivos humanos que há mais ou menos 30 mil anos estavam em condições de pintar daquela forma as paredes das cavernas de Chauvet, diante das quais ainda hoje nos postamos emudecidos, já teriam sido capazes de praticar um culto sacrificial altamente desenvolvido. Não é improvável que, de acordo com a região do mundo, seus inícios remetam a outros dez, mas talvez também vinte ou quarenta milênios. Pode-se, no caso, errar com facilidade no cálculo em algumas dezenas de milênios, algo que os pesquisadores da Idade da Pedra admitem como margem de erro inteiramente normal. Uma coisa logicamente se sabe: vítimas não são miudezas. Não se abatem rãs ou moscas, mas humanos e animais de grande porte – o mais saboroso de que se dispõe. Algo assim não se faz por divertimento, mas tão somente sob extrema pressão: por desconhecimento de outras formas de ajuda, pela crença de estar a promover com isso uma descarga.

Apenas: O que é que tem na vítima efeito de descarga? Na verdade, ela repete horror e sofrimento, produz aquilo que quer aliviar. Isso é absurdo. Só que esse absurdo possui uma lógica secreta. É possível seguir-lhe as pegadas quando se investiga com mais exatidão um comportamento que hoje apenas de modo patológico é corrente: compulsão à repetição traumática. Sigmund Freud percebeu que pessoas que na guerra ou em acidentes ferroviários sofreram um choque traumático, no sonho noturno se viam repetidamente expostas à situação que as chocara, de modo recorrente tornavam a vivenciá-la, reiteradamente despertavam trêmulas e banhadas de suor. Por que o faziam e por que não reprimiam apenas o pavor? Evidentemente porque este era poderoso demais para se deixar reprimir. E isso levou Freud a uma suspeita. A repetição que se manifestava de forma absurda não acontecia para mobilizar defesas suplementares contra a intrusão da violência natural traumatizante que se era incapaz de impedir? Não seria a exasperante compulsão à repetição, afinal, uma tentativa de autorregeneração do sistema nervoso: uma tentativa de instalar vias nervosas capacitadas, nas quais pudesse ser canalizada e tornada suportável uma descarga de excitação insuportável?[3]

Com isso, Freud descobriu algo que não deve ser subestimado. De fato, a impulsão à repetição traumática é um fenômeno de legítima defesa: o desesperado artifício de um sistema nervoso altamente sensível. Não sabemos como ele pode se tornar tão sensível, por qual razão justamente ele tenha chegado a esse artifício e quanto tempo levou até que ele fosse ensaiado. No momento em que seus mais remotos vestígios se tornaram palpáveis, ele já se nos apresenta como técnica cultural desenvolvida: desdobrada em ritual sacrificial.[4] O fato de que "deuses" estivessem a "exigir" sua consumação é já uma relativamente tardia racionalização posterior. A compulsão ao sacrifício se explica, sem dúvida, não pela vontade de deuses. Mas decerto o alvorecer das representações da divindade pode ser deduzido dessa compulsão. Só que não assim sem mais. Pois a compulsão em si permanece ininteligível enquanto sua lógica não é reconhecida como a lógica fisiológica da compulsão à repetição: realizar o horrível para se livrar do horrível, tornar gradativamente suportável o insuportável por meio da repetição constante, bem como compreensível o incompreensível e habitual o que é inabitual. Não pode ter sido, no início, muito mais do que um ato reflexo, sem qualquer ideia de poderes superiores, apenas uma manifestação coletiva de experiências traumáticas vividas conjuntamente.

Manifestar alivia. Mas a repetição de coisas horríveis não deixa de ser horrível. A compulsão à repetição trazia alívio, mas, sendo ela própria bastante carente dele, e, em seu ímpeto lenitivo, sofreu uma mudança que até o momento pouca surpresa suscitou. Começou interpretando a si mesma. Primeiramente, em sentido literal: colocou-se para fora. Perceber uma compulsão interior, como se viesse de fora na figura de uma desmedida força superior: foi esse o desempenho primário em termos de explanação. Psicanalistas falariam em projeção. Contudo, em seu estágio inicial, ela fazia bem mais do que apenas pôr para fora desejos interiores. Pela primeira vez ela inaugurava, então, a dimensão na qual essas inversões poderiam ter lugar: o espaço humano da imaginação. É um espaço interior imaginário sem qualquer dilatação física mensurável – um espaço metafísico de fuga; também chamado de espaço mental. Pode ser que jamais se venha a entender como ele se abriu. Tê-lo feito não por desejo e capricho, mas somente em razão de um enérgico impulso interior, pode ser dado como válido. A compulsão à repetição traumática inaugurou para si mesma esse espaço em desesperada fuga de si mesma. Nela ele se volatizava numa figura, cujos primórdios não podemos senão imaginar de modo vago e difuso, mas que era qualitativamente diverso da mera reprodução de impressões retinianas, a saber, algo de imaginado, de significativo – e nessa medida ainda, numa outra visão, explanação da compulsão à repetição: sua interpretação. Significava-o, apresentava-se como seu "para quê", seu destinatário: o poder mais elevado acima dele. Dava-lhe um sentido, e sentido instaura o que promete apoio, proteção e salvação.

"A terrível repetição tem de existir, porque o poder mais elevado a exige": eis o modelo original da interpretação [*Sinngebung*]. A princípio, por certo, ele não se articulou em palavras concatenadas, mas em sons inarticulados. Os hominídeos estavam ainda a uma grande distância de uma linguagem com sujeito, predicado e objeto, e menos ainda com orações causais completas. A autoexplicitação da compulsão à repetição foi por longas fases do Paleolítico um processo antes fisiológico do que lógico, tendo apenas muito gradativamente conquistado uma armação gramatical. Não obstante, ela é a forma elementar da interpretação. O sofrimento interior é, em certa medida, transladado a uma configuração exterior. E a comunidade interpretativa age, no caso, tanto por gestos como por sonoridades. Ela aponta para algo e clama por algo que, desse modo, é interpretado como poder superior e gradativamente se firma pelo reiterado gesto indiciador coletivo e pelo clamor numa imaginação comunitária. Interpretar significa intencionar. A intenção de um imaginário poder protetor mais elevado, que exige coisas pavorosas, mas redime do pavoroso, inaugurou o espaço da imaginação e, com isso, tornou possível a vivência especificamente humana.

Fisiologicamente, a compulsão à repetição consiste apenas em duas coisas: repetição e repetido. Só quando em seu transcurso fisiológico de natureza reflexiva surge uma explanação, uma interpretação, um mais elevado "para quê" de todo o repetir, é que dele se produz uma ação intencional: a consumação do sacrifício. Este consiste em três coisas: a comunidade que faz a oferenda, a vítima ofertada e o destinatário a quem ela é ofertada. No jargão psicanalítico dir-se-ia: é um produto da triangulação. E só se pode falar seriamente em culto e, com isso, em cultura especificamente humana quando os hominídeos lograram a triangulação.

Profanação

O primeiro grande capítulo da práxis humana de repetição é a gênese de um culto sacrificial. Pode-se caracterizá-lo como trabalho cultural primário. Mas, na verdade, mesmo a arcaica consumação do sacrifício ainda era horrível. Abater membros da própria tribo e saber da possibilidade de ser o próximo a ser atingido não deixa de ser algo temível, mesmo quando se age com a convicção de estar aplacando assim um poder mais elevado e, com isso, redimindo a própria coletividade. E assim, desde o princípio, houve na práxis sacrificial arcaica o ímpeto de a si mesma se atenuar. Uma parte considerável do Paleolítico devia ter sido já atormentada e tomada por esse ímpeto da coletividade dos primórdios da humanidade. Mas somente com a revolução neolítica, há mais ou menos catorze milênios, viveu sua ruptura histórica: quando surgiu a cultura pastoril. Se domesticar animais é possível, igualmente se pode então fazer com eles o que, antes, só se podia fazer com humanos: abatê-los ritualmente. Em lugar do sacrifício humano podia entrar o sacrifício de animais de grande porte. E, depois que o monstruoso sacrilégio, de saciar a divindade com animais em vez de fazê-lo com a carne humana que a ela pertencia, havia se propagado tão amplamente a ponto de se transformar na normalidade ritual, tudo o mais transcorreu claramente mais rápido. Se as pessoas de fato eram substituíveis por animais de porte, então por que não animais de porte por animais menores, animais por plantas, ofertas orgânicas por anorgânicas de metal ou barro? Cada uma dessas substituições começou como profanação de uma ordem sagrada, antes de ela própria adquirir dignidade sacra; e, quanto mais profano se tornou o sacrifício, mais ele foi perdendo seu horror arcaico. A pré-história do sacrifício é, em grande medida, uma história de substituição e profanação. Como o sacrifício traz em si o impulso de se tornar supérfluo, assim a ordem sacra como que se move em direção ao profano. Ordens profanas nunca surgiram diretamente do estado natural. Elas sempre possuem uma pré-história sacra; regularmente são dessacralizações de algo que até certo momento foi mantido como sacro. Os pioneiros da dessacralização arriscaram suas vidas. Sua coragem muitas vezes beneficiaria apenas gerações futuras.

Para compreender a lógica da profanação, há que trazer para o presente os seus inícios; e, nela, a força propulsora foi com efeito a compulsão à repetição traumática. É hábito subestimá-la até a incompreensibilidade, quando se a percebe apenas da perspectiva da moderna psicopatologia: como destruidora de almas. Do ponto de vista da história da humanidade, ela se desenvolveu justamente graças à energia constitutiva de seu efeito abalador. Ela é fomentadora de cultura. O que, no entanto, não significa que ela fosse o princípio a partir do qual se possa criar o sentido do mundo e deduzir o curso do mundo. Não, ela não passa de uma forma de reação, a princípio um mero reflexo, uma forma especial de movimento de fuga – sem qualquer propósito elevado. Ela levava à cultura, mas a cultura não era o seu escopo. "Nós buscamos em toda parte o incondicionado [*Unbedingte*] e encontramos sempre apenas coisas [*Dinge*]", como se lê em Novalis.[5] De modo semelhante se deu também com a hominização. Buscava-se a redenção, encontrou-se a cultura.

Daí não ser a compulsão à repetição traumática um princípio, porque, no fundo, consigo mesma ela não se satisfaz. Sua fuga ao pavoroso é, sempre, também fuga de si mesma. Ela quer *parar*; por isso ininterruptamente repete o terrível. Em si mesma, ela é movimento contrário. Assim que não se está a atribuir a um único princípio *nenhuma* dedução monocausal da cultura como um todo quando se diz: Todos os rituais, costumes, gramáticas, leis, instituições a que conduziu a cultura humana são sedimentos da compulsão à repetição traumática. Pois seus sedimentos são o resultado tanto de sua ação como de seu repouso tendencial. Nos sedimentos ela se espraiou; neles encontrou repouso. Mas isso, sempre, só se constata *a posteriori*. Durante a ocorrência, nunca se pode prever se, pela afirmação, a negação conduzirá a um círculo tacanho, sem saída, ou a uma progressiva demolição de si mesma. E o fato de que a cultura só pode se tornar duradoura quando foi lograda uma considerável demolição da repetição compulsiva não deve relegar ao esquecimento os sacrifícios ingentes que custou esse processo: não apenas os sacrifícios no sentido literal, as sagradas vítimas humanas, mas também os inumeráveis estraçalhamentos nervosos individuais, que por longos períodos de tempo a compulsão à repetição traumática igualmente teve que elaborar, para gradativamente atingir o equilíbrio adequado aos ritos, costumes e usos que compõem as estruturas básicas das comunidades humanas. A compulsão à repetição traumática, literalmente, naufragou na cultura. Segue vivendo em seu bojo como um resto não satisfeito, como um esporádico desmancha-prazeres, um patológico resíduo de antanho – num meio que consiste em seus sedimentos. Ela própria é terrível, seus sedimentos são preciosos. Toda cultura precisa de rituais de elevação, hábitos familiares, evoluções rotineiras. Eles formam a base de qualquer desenvolvimento individual livre.

Isso obviamente não significa que o efeito temperador da repetição sempre torna as circunstâncias da vida mais pacíficas e mais fáceis para todos os que dela participam. Mesmo o conjunto das relações de dominação surge, na verdade, de que determinados atos incomuns de submissão, pela repetição, adquiram um andamento fixo, rotineiro. Fazer prisioneiros de guerra, por exemplo, não é exatamente uma ação de rotina. Os atingidos são subjugados num Estado de exceção. Mas mantê-los depois como escravos e habituá-los, a eles e a seus descendentes, de modo que finalmente a escravidão se torne uma instituição social estabelecida – e ela terá surgido efetivamente do uso duradouro de presas humanas de guerra – resulta em que, metamorfoseado, o ato inicial de submissão se perpetue. Ele próprio talvez não precise absolutamente tornar a ocorrer de modo expresso, mas tem de estar sempre presente – por meio de ordens, chicanas, evidências que lhe dão "significado" e indiretamente o repetem, portadores que são da ameaça de tornar a promovê-lo imediatamente em casos de insubordinação. Ameaças costumam ser mais moderadas do que propriamente aquilo que anunciam. Como rotina diária, a escravidão é menos violenta do que a submissão bélica. Como situação de guerra paralisada, ela própria possui algo de armistício e pacificação, mas é notório que o efeito tranquilizador a emanar da práxis de repetição da escravidão institucionalizada não faz senão consolidar, a um só tempo, tal instituição e sua violência opressora.

Repetição maquinal

Isso não altera em nada o fato de que a dinâmica de repetição da história humana, a maior parte do tempo, corria no sentido de retrocesso e tranquilização tendenciais. Até o início da Idade Moderna. Fez-se então uma descoberta pioneira: o autômato. Ferramentas existem desde que os homens existem. Já ferramentas "semoventes", que repetidamente e como que por si mesmas se movimentam de modo idêntico, só passam a existir com os tempos modernos. Seus protótipos, máquinas movidas a vapor, gás e, finalmente, energia elétrica, assumem movimentos humanos. O que pode ser um alívio inestimável. Não se caminha mais, viaja-se de trem ou de carro; não se serra, não se aplaina e não se afia mais, coloca-se uma máquina para fazê-lo. Porém, já na primeira Revolução Industrial, que teve como ponto de partida a Inglaterra no século 19, prevaleceu o efeito triturador das máquinas. Seu equipamento humano, o proletariado, foi regularmente trancado num dia de trabalho de doze a catorze horas, que não ia além de seu estúpido serviço e manutenção, antes que se pusessem a lutar por condições de trabalho que tornassem essa existência, afinal, suportável. A máquina a vapor foi um alívio especialmente para os capitalistas, que dela tinham posse e nela faziam com que os outros trabalhassem. A desigual divisão de efeito desonerador e efeito fatigante, respectivamente, de acordo com a posição social, é a marca de nascença capitalista do maquinário. Marca essa que se transforma, mas que a ele se prende em caráter permanente.

Com a adoção dos movimentos humanos pelas máquinas, sucede à repetição algo de qualitativamente novo: sua retirada do organismo humano e, com ela, sua objetivação. Movimentos maquinais se deixam repetir de modo incomparavelmente melhor do que movimentos humanos, a saber, pela programação. A qualidade de um programa técnico consiste em poder funcionar repetidas vezes com a mesma confiabilidade. A competência das máquinas é uma nova e como que sobre-humana espécie de saber repetir. O que as máquinas realizam, fazem-no amiúde com muito mais rapidez, exatidão e persistência do que os seres humanos. Porém, jamais sem que estes tenham que se haver com elas. E isso significa: todas as repetições que os seres humanos lhes delegam têm sobre eles efeito retroativo. Movimentos sempre iguais, rotineiros, já o artesanato medieval conhecera. Sim, em certa medida eles serviram de modelo para a construção das máquinas; eles é que foram esquematizados para o funcionamento das máquinas. Mas veio então o efeito retroativo. Operários de fábrica foram usados para ajustar os movimentos de seus organismos ao movimento esquematizado das máquinas. Máquina alguma se deixa manipular sem que seus operadores acabem se equiparando a seu programa, a seu movimento. "Assemelhamento de um Eu a outro"[6] é, no entanto, a fórmula freudiana corrente para identificação. E de fato: seres humanos em absoluto não estão em condições de manobrar ou manejar (e manobrar só pode quem também as maneja) máquinas, sem com elas se identificar em certo grau.

Mas identificação diz respeito, sempre, a uma instância superior, que tem ou sabe algo que falta àquele que se identifica. E as máquinas sabem, sempre, algo que seu usuário não sabe. O sentimento de superioridade que seu uso eficiente confere é o sentimento de compartilhar dessa sua superioridade. Não é senão o reverso do sentimento de que são *elas* as superioras – portanto, do sentimento de inferioridade perante elas. Günther Anders o denominou "vergonha prometeica": o ser humano como "Prometeu", como criador do mundo das máquinas, terá chegado à constrangedora situação de se sentir sempre inferior à criatura – de se envergonhar diante dela.[7] A vergonha é constrangedora, um sentimento que seria preferível não ter – e, por isso, reprimido ou dissimulado com prazer. Isso, é claro, sobrecarrega, e essa sobrecarga é o estresse subcutâneo, sublime, tão difícil de apreender como de negar, que fundamenta permanentemente a relação humana com o mundo das máquinas – o preço do desencargo oferecido pelas máquinas.

Choque da imagem

A máquina a vapor assumiu processos de movimentação. A máquina de imagens assumiu processos de percepção. Tal como o olho em sua retina, a câmera faz surgir imagens sobre superfícies quimicamente preparadas – imagens que ela fixa assim como elas se reproduzem, da mesma maneira como elas são imaginadas – e então também as torna, sem discriminação, acessíveis a muitos olhos humanos. Que progresso! Enquanto os seres humanos com esforço precisam passar de impressões difusas a uma percepção distinta, da percepção à imaginação, e só indiretamente, por gestos e palavras, conseguem comunicar o imaginado que lhes é externo, a câmera consegue tudo isso simultânea e diretamente, através da sua faculdade de imaginação técnica. É compreensível que, com esse engenho maravilhoso, a identificação, o "assemelhamento de um Eu a outro", tenha sido bem mais intensa em comparação com a máquina a vapor. E quando, ainda por cima, as imagens técnicas "aprenderam a correr": quão enfeitiçado o público permanecia, sentado, diante dos primeiros filmes curtos, ainda que eles não mostrassem senão a saída dos operários de uma fábrica ou a chegada de um trem. Fascinante era que uma aparelhagem fosse capaz de imaginar esses acontecimentos, de armazená-los e torná-los publicamente visíveis e repetíveis com indiscriminada recorrência.

Num primeiro momento, essa faculdade deu um impulso atrás do outro à fantasia dos pioneiros do cinema e de seu público. Inauguraram-se novos modos de expressão e de percepção. As imagens pareciam adquirir força insuspeitada. "O cinema soviético teve que dar tratos à bola", dizia Sergei Eisenstein. Teve que agir "como um trator que revira a psique do espectador no sentido da ambicionada posição de classe".[8] Da recepção de suas abruptas mudanças de atitudes e cenários, Walter Benjamin esperava aquela "intensificada presença de espírito",[9] da qual o proletariado necessitava com urgência para se tornar capaz de revolucionar a sociedade capitalista. Essa expectativa quase messiânica que o novo meio despertou ressoa até mesmo em Claude Lévi-Strauss, quando ele descreve: "a excitação que produzia em mim o mais novo quadro de Picasso, a última obra de Stravinsky ou os filmes a que eu, ainda um colegial, ia assistir com entusiasmo quase religioso cada tarde de domingo numa pequena sala escura no Quartier Latin ou em Montmartre".[10]

Mas em relação ao novo meio uma coisa escapou aos otimistas: o quanto sua própria faculdade de imaginação ainda fazia parte do mundo *de ontem*, em que medida ela ainda era moldada pelos meios e espetáculos tradicionais, semelhantemente idílicos: carta, jornal, livro; festa popular, concerto, teatro – cada qual de acordo com a posição social e a preferência. Essa faculdade de imaginação era o que eles levavam consigo ao cinema, como se, no caso, se tratasse de uma propriedade mental segura, que no campo de força do cinema podia até ampliar-se, mas não suportar perdas de espécie alguma. E não lhes ocorrera ainda que as primeiras florações do cinema não se deviam somente ao estímulo das novas imagens, da fantasia dos diretores que se desenvolvia com embriaguez, do clima de busca de novidades em torno do novo meio, mas também ao simples fato de, num primeiro momento, as apresentações cinematográficas serem raridades: saraus festivos ou de fim de semana. Entre um filme e outro havia tempo de sobra para se assimilar o que fora vivenciado. Não se impunha de imediato a fita seguinte, o próximo *talk-show* ou noticiário. Só quando, em sua avassaladora cruzada vitoriosa, o cinema a si próprio se fez inflacionário e decaiu do destaque para a cotidianidade foi que ele pouco a pouco alcançou o estágio em que seu processo maquinal foi capaz de retroagir plenamente sobre seus receptores.

Os receptores ideais do cinema são os anacrônicos: pessoas que ainda são capazes de coerentemente contar a outras um filme que acabaram de ver, refletir sobre ele, discutir a respeito, possivelmente escrever uma resenha, em suma, pessoas que acompanham o cinema com persistência e o cercam de modos de comportamento que aprenderam nas bricolagens infantis e jogos de habilidades, na observação e pintura de quadros, na leitura e escritura de textos, mas não no próprio filme. Sendo na verdade seu princípio, como já Benjamin vira, com clareza, a constante "mudança de lugares e ângulos", "que penetram aos solavancos no observador". "De fato, o processo associativo daquele que observa essas imagens é imediatamente interrompido por sua alteração. Nisso repousa o efeito de choque do cinema, que, como todo efeito de choque, quer ser captado por uma presença de espírito intensificada."[11] Mas Benjamin fazia como se essa intensificada presença de espírito, na qual ele depositava tão grande esperança para a revolução da sociedade capitalista, fosse uma dádiva do próprio cinema, por assim dizer, seu dote automático. O oposto é o caso. Somente uma presença de espírito exercitada além do cinema pode se intensificar na contemplação do cinema, e mesmo isso apenas em certa medida. Se o filme, hoje, se tornou parte do dia a dia, a ponto de preencher a maior parte do tempo livre, então não resta mais a "captação" de seu choque pela intensificada presença de espírito à qual retroativamente se aponta: essa captação, no fundo, foi já ela própria pensada como uma espécie de movimento de resistência, por assim dizer, como golpe de judô sensorial, que acolhe o ataque de modo a transformá-lo em força própria, capaz de superar o adversário. Querer captar o programa de todo dia na televisão pela intensificada presença de espírito é, logicamente, mais ou menos como querer ludibriar uma companhia de arqueiros por meio do judô.

O fato é que, quando as telas se transformam em cenário cotidiano, o efeito de choque até mesmo diminui, sem que, com isso, de modo algum tenha fim a "mudança de lugares e ângulos", "que agem aos solavancos sobre o observador". Ela se torna onipresente. Como sempre, cada fotograma age como impulso óptico, a irradiar sobre o observador um "alto lá", "preste atenção", "olhe para cá", a administrar-lhe uma pequena nova injeção de atenção, uma descarga mínima de adrenalina – e a desgastar-lhe a atenção por meio de uma estimulação ininterrupta. O choque da imagem exerce poder fisiológico; o olho é magneticamente atraído pela abrupta alteração luminosa, e dela só consegue se afastar através de um grande esforço da vontade. O choque da imagem exerce fascinação estética; constantemente ele promete novas imagens, ainda não vistas. Ele se exercita na onipresença do mercado; seu "olhe para cá" exalta a cena seguinte como um vendedor com sua mercadoria. Sendo parte tanto do computador como do aparelho de televisão, a tela, longe de preencher apenas o tempo livre, invade a totalidade da vida profissional, de modo a se confundirem o choque da imagem e a ocupação no trabalho. Os dados aos quais eu subitamente ganho acesso, também eles subitamente me acessam para que eu os elabore – ou passe a contar com uma rescisão de contrato.

Com tudo isso, o choque da imagem se tornou o foco de um regime global de atenção, que insensibiliza a atenção humana por meio da sobrecarga ininterrupta. Os configuradores de programas televisivos já de há muito deixaram de se empenhar para que a média dos espectadores acompanhe emissões mais longas do início ao fim. De saída, calculam que à mínima perda de interesse ele buscará outra emissora, e se dão por satisfeitos quando ao menos conseguem temporariamente prendê-los nos destaques do programa, que anunciam por meio de uma prévia espetacular. *Esse* espectador é congenial ao regime de atenção do choque da imagem, não o crítico de cinema, que reelabora as impressões da tela do cinema, da televisão ou do computador, escreve artigos e livros a respeito, e assim, literalmente, persegue a duras penas o que foi visto.

É claro que o próprio escrito se submete progressivamente ao novo regime de atenção. Todo novo impresso, que ainda quer merecer atenção, tem de se impor ao olho com impulso semelhante ao da imagem cinematográfica. Basta confrontar o layout atual dos grandes jornais diários com o de vinte anos atrás; em comparação com o daquela época, o de hoje passa a impressão de uma revista ilustrada. Sem grandes fotos coloridas, quase nada mais consegue atrair os olhares. Os jornais tornam-se cada vez "mais atrativos", quer dizer, trazem menos textos e mais imagens, e a configuração dos livros segue atrás. Mesmo os olhares acadêmicos se tornam cada vez mais carentes de orientação por um layout esperto, precisam cada vez mais de um parágrafo aqui, um gráfico ali, uma imagenzinha acolá, para ainda resistir, afinal, à decifração dos caracteres. A totalidade do design tipográfico tem como um de seus tácitos pressupostos que praticamente ninguém tem mais concentração e resistência para estudar um texto da primeira à última página linha por linha.

E ainda mais esta: várias centenas de calouros frequentam em Frankfurt a.M. uma "Introdução à Psicologia Social", para eles obrigatória, com a duração total de noventa minutos. O docente em geral fala por sessenta minutos. Ocasionalmente, faz uso de uma apresentação em Power Point; vez em quando, inclui ainda registros sonoros, nos quais se fazem ouvir competentes representantes da disciplina no século passado. Os restantes trinta minutos são reservados à discussão do que foi apresentado. Na avaliação de rotina desse evento por meio de questionários (achei bom, achei ruim, deve ser melhorado etc.), houve, no semestre de verão de 2011, uma significativa novidade. Consideráveis dez por cento dos participantes sugeriram que a aula poderia ser, doravante, interrompida por uma ou duas pausas. Para eles, concentrar-se por noventa minutos corridos era simplesmente demais.

Distúrbio cerebral

Tudo isso são sintomas manifestos de déficit de atenção. Deles, a assim chamada Síndrome do Déficit de Atenção (TDA) ou até mesmo a Síndrome do Déficit de Atenção com Hiperatividade (TDAH) não é senão um caso extremo. Trata-se de crianças que não conseguem se concentrar em absolutamente nada, persistir em algo, construir uma amizade, suportar um jogo coletivo, crianças que tudo começam e nada levam até o fim. Elas são movidas por uma constante inquietação motora, que não encontra nenhum escape, nenhum lugar de repouso e faz com que elas perturbem constantemente na escola, na família e nos grupos de jovens. Já nos anos 1970 chamava a atenção dos médicos que não apenas a pulsão infantil ao movimento e a renitência juvenil estavam a ultrapassar limites, mas que um novo tipo de comportamento estava surgindo, não por acaso primeiro nos Estados Unidos, onde a ocorrência do surpreendente novo comportamento em especial se concentrava. Num primeiro momento, houve uma redução para Minimal Cerebral Disorder (MCD), um "distúrbio cerebral mínimo". Como se chegou a esse diagnóstico? Sobretudo por meio de experimentos com medicamentos. Muita coisa foi tentada. Teve maior sucesso o metilfenidato (Ritalina®). Crianças inquietas se tornaram notavelmente mais tranquilas, mais flexíveis, mais persistentes, mais concentradas, quando esse meio lhes era administrado. E, por ser "dopaminérgico", significando que estimula o cérebro a liberar dopamina, concluiu-se: determinadas crianças sofrem de falta de dopamina, como a outras lhes faltam vitamina ou ferro.

A dopamina é uma substância pela qual a Neurobiologia tem manifestado crescente interesse. No jargão popular, é conhecida como "hormônio da felicidade", mas ela cada vez mais vai se provando, na interação neuronal, um competente controlador, um estimulante e um excitante. Dopamina é uma amina biogênica (própria do corpo). Se os especialistas calcularam corretamente, ela se introduz em cerca de um milhão de células nervosas, principalmente no cérebro central, portanto em relativamente poucas, tomando como medida o conjunto de cerca de cem bilhões. Mas ela aparentemente possui um grande alcance, quando é liberada na cabeça de ponte de uma célula nervosa, na assim chamada sinapse. Age ali como substância mensageira (*Transmitter*), e somente graças a essas mensageiras a excitação chega de uma célula nervosa a outra – ao transpor a extremamente fina fenda sináptica que separa as células. A dopamina é uma das mais importantes substâncias mensageiras. Ela faz a mediação entre tantas células nervosas, com tanta frequência e com tanta rapidez, que tem participação no estabelecimento e na regulação de condutores amplamente ramificados de excitação no cérebro, desenvolvendo assim efeito estimulante e, em alguns casos, levando à exaltação. Que justamente crianças impulsionadas pela inquietude, incapazes de atenção, sejam demasiado pouco estimuladas, diga-se, não era algo evidente; mas, se o suplemento externo de dopamina de fato as tornava mais tranquilas e mais concentradas, aparentemente então a dopamina do próprio corpo não fora suficiente para conseguir realizar sem distúrbio seu serviço mensageiro. Daí "distúrbio cerebral", mas apenas "mínimo"; pois com uma leve elevação do nível de dopamina o distúrbio pareceu mesmo remediável.

O empecilho neste diagnóstico foi, logicamente, que na maior parte dos casos ficaram ausentes todos os sintomas de um distúrbio cerebral. No entanto, não foi apenas uma comprovação de que nenhum deles estivesse presente, antes ensejo suficiente para que a American Psychiatric Association deixasse de lado a etiqueta MCD e, no lugar dela, introduzisse "a designação 'Attention Deficit Hyperactivity Disorder' (ADHS) para esse distúrbio e a acolhesse no catálogo de doenças psíquicas [...]". Isso aconteceu em 1978. Na época, ela ainda valia como manifestação de *falta* de dopamina. Nesse meio-tempo, chegou-se a outra constatação, que o neurobiólogo Gerald Hüther[12] explica da seguinte maneira: a dopamina até possui efeito estimulante e, quando drogas dopaminérgicas como cocaína são ingeridas, provoca "sentimentos de onipotência, aumento de potência e fantasias de grandeza".[13] Mas a Ritalina® libera tão pouca dopamina que, sendo ingerida com regularidade, não responde senão por um "leve aumento da concentração extrassináptica de dopamina".[14] Age num primeiro momento, portanto, mais na região nuclear das células nervosas do que em suas bordas sinápticas, ou seja, de modo semelhante a uma vacina: faz com que, de modo geral, o nível de dopamina até apresente um leve aumento, caindo, porém, justamente pela disponibilidade do cérebro em distribuir dopamina, sobretudo na fenda sináptica – lugar onde essa substância assume a função de um mensageiro de excitação neuronal. A Ritalina® resolve não talvez uma falta de dopamina; ela freia a liberação da dopamina sináptica.

Esse efeito inibidor medicamentoso, aliás, não deixa de ser preocupante – sobretudo nas crianças. O cérebro delas, na verdade, ainda está em crescimento; "mais de 20 por cento da quantidade definitiva de células nervosas surgem somente nos primeiros nove meses depois do nascimento", e só no sexto ano de vida é que os diversos areais do cérebro ter-se-ão consolidado em sua inteira capacidade funcional. Nesse tempo, não apenas se formam "padrões de interconexão sináptica entre as células nervosas em surgimento dispersivo",[15] mas esses padrões se modificam, variam, perpetuam-se em outras interconexões variáveis, a depender de qual estímulo o cérebro infantil tem de superar. E, quando ele acaba de crescer, ainda está longe de sua plena estruturação. A ampliação da infraestrutura nervosa prossegue ainda pelo menos até o período da puberdade. Na verdade, não é que primeiro o cérebro forme padrões fixos segundo um programa genético, para neles, então, selecionar e elaborar o universo dos estímulos. "Seu programa genético não faz senão oferecer às células nervosas em desenvolvimento condições para que se dividam [...], para que migrem ao longo de determinados gradientes de concentração de sinais e se prolonguem, façam ofertas dendríticas (pós-sinápticas) e formem pré-sinapses axonais",[16] portanto, para que preparem estações basais de retransmissão, entre as quais se torne possível chegar a interconexões concretas e à instalação de outras estações de retransmissão. "Trata-se, assim, de um programa de opções que tão somente estabelece o que é possível sob determinadas condições",[17] enquanto o processo concreto de crescimento e expansão, respectivamente, segue as opções que o mais das vezes se impõem no curso da elaboração do estímulo. Ele realiza uma "ininterrupta adaptação de interconexões sinápticas às condições de utilização que inevitavelmente se alteram durante o desenvolvimento do cérebro."[18]

O que é tão fascinante quanto irritante no cérebro é sua enorme flexibilidade ("plasticidade"), sua alta capacidade de se ajustar a novos estímulos, de a si mesmo se reestruturar, de fato, para melhor poder elaborá-los. Pedagogos gostam de traduzir "plasticidade" por "capacidade de aprendizagem". Mas plasticidade [*Formbarkeit*] significa também maleabilidade [*verformbarkeit*]: ajustar-se constantemente, e de tal modo, a novos estímulos que em absoluto não se oferece a padrões complexos de intercomunicação a possibilidade de estabilizar-se e transformar-se em base para outros padrões estáveis. De modo diretamente exemplar, é o que se dá, descrito de maneira tão bela por Benjamin, no "efeito de choque do cinema", pela ininterrupta "mudança de lugares e ângulos", "que penetram aos solavancos no observador", de modo que "o processo associativo daquele que contempla essas imagens" seja "de imediato interrompido por suas mudanças". Nesse meio-tempo, a Neurobiologia foi tão longe que consegue testar essa lógica da interrupção em seu alcance fisiológico-cerebral. Ela sabe pouco ou nada de Benjamin, mas, em compensação, bastante sobre "o sistema sensível ao estresse neuroendócrino"[19] e descobriu que o estresse (já nos ratos) surge principalmente quando falta algo de indispensável ou entra algo de novo. E ela consegue medir o estresse quando este se apresenta suficientemente elevado. É possível a leitura em multiplicada interconexão de aminas biogênicas. A dopamina mostra-o de modo especialmente confiável. "O sistema dopaminérgico é ativado quando algo de novo é percebido, novos vínculos associativos são produzidos, quando o inesperado surgimento de estímulos desencadeia uma ativação sensível ao estresse de redes neuronais (ameaça) ou quando essa ativação pode ser desconectada por uma exitosamente introduzida estratégia de superação (recompensa [...])."[20]

A dopamina é, por um lado, uma substância altamente "criativa". Ela estimula interconexões sinápticas e, na verdade, contribui até mesmo para que determinadas extensões de células nervosas, as assim chamadas axonas, cresçam, de modo a oferecer a outras interconexões, mais complexas, uma variedade de perspectivas. Por outro lado, justamente por causa de sua "criatividade", a dopamina é um interruptor constante, para não dizer um elemento perturbador. Ela estimula, quando o cérebro é exposto a uma constante "mudança de lugares e ângulos", uma constante revisão de interconexões sinápticas, para cuja consecução ela antes justamente contribuíra. E a "mudança de lugares e ângulos" já há tempos deixou de ser uma mudança produzida por uma câmera. Também os cérebros têm de se ajustar aos solavancos, e não apenas diante da tela. O que começou como "efeito de choque do cinema" há tempos se transformou em regime de atenção do conjunto da sociedade. Nesse regime crescem hoje as crianças desde o nascimento. Sob ele, elas montam seus cérebros; e, quanto mais jovens elas forem, mais plásticas, mais receptivas para os incontáveis pequenos solavancos e choques com os quais se acelera a "mudança de lugares e ângulos".

A sigla ADHS surgiu como designação de doença. Raramente, por certo, terá sido tão nebulosa uma definição de doença. Mas foi esse, justamente, o segredo de seu sucesso. Sempre que o comportamento de crianças parecia "perturbado" e levava pais e professores ao desespero; agora era possível ordená-los – como, aliviado, dizia o pai ao terapeuta: "Fico contente de que a criança agora tenha um nome. Eu não sei se é o nome correto, mas eu mesmo consigo agora me controlar melhor. Quando meu filho volta a se comportar de modo impossível, eu digo a mim mesmo: ele tem TDA, ele é doente, ele não tem culpa nenhuma, e assim eu consigo, às vezes, recuperar a tranquilidade."[21] Saber que o próprio filho é doente: isso tira o peso – ocasionalmente, de uma insuportável pressão anímica, mas, ocasionalmente também, da mera responsabilidade. A pessoa não tem de se perguntar mais se a medida de atenção e assistência que dispensou ao filho tem algo a ver com seu estado; ele é entregue a tratamento por especialistas. E assim, reconhecida pelos planos de saúde, a etiqueta TDAH negligentemente ofereceu ampla comodidade aos pais. Quando algumas regulamentações claras e mantidas de modo tão consequente quanto participante teriam bastado inteiramente para aplacar o comportamento do rebento, foram adotadas demoradas psicoterapias e administrados psicofármacos.

Por outro lado, sob a marca TDAH, encontram abrigo fenômenos muito mais sérios, que a ele em absoluto não pertencem. Que crianças com danos cerebrais orgânicos, psicoses manifestas, experiências de abuso sexual ou provenientes de famílias destruídas estejam às voltas com graves déficits de atenção, bem, isso antes já era assim. Mas, em todos esses casos, há causas claramente nomeáveis, diretamente palpáveis. A designação TDAH, no entanto, surgiu para contemplar fenômenos que não se prendiam a tais causas. Crianças sem nenhuma deformação cerebral, sem surtos psicóticos ou pais espancadores, sem privações materiais dignas de menção ou carga pós-traumática detectável, ao contrário, todas elas inseridas de forma duradoura em discretas relações familiares e sociais, e mesmo assim com um comportamento *como se* nelas alguma dessas causas ou um pouco de cada uma delas estivesse em vigor. Por isso é que se emprega o belo adjetivo auxiliar "multifatorial", que abriga ainda inúmeros outros "fatores" capazes de favorecer a intranquilidade infantil e os déficits de atenção: mudanças de casa, transferência de escola ou de classe, sono acentuadamente insuficiente, alimentação pouco saudável, vida sedentária, transformações hormonais na puberdade ou a mãe ter fumado durante a gravidez. Mas nenhum desses fatores apresentou aumento considerável de incidência no último meio século. De modo significativo, ao contrário, elevou-se a quota de separações dos pais, a soma dos pais solteiros, em sua maior parte mães, bem como o estabelecimento de relações familiares do tipo *patchwork*. Porém, acentuada intranquilidade e distúrbios de concentração ocorrem também quando os pais permanecem juntos e não cabe falar de rejeições familiares. Em todas as camadas sociais há reclamações dessa ordem, ainda que não em todas elas na mesma medida.

Foco de TDAH[22]

Em toda criança que sofre de intranquilidade e déficits de atenção, certamente se encontra algo dos fatores nomeados, e algum tipo de desequilíbrio na relação com mãe e pai ainda será descoberto por qualquer psicanalista que tenha aprendido o seu ofício. Mas chegamos, assim, ao cerne da questão? Basta um flashback para o final da Segunda Guerra Mundial.[23] Havia então, na Europa, quantidades de crianças que viveram bombardeios, fuga, constante ir e vir entre casas arruinadas e abrigos antiaéreos, e que foram educadas somente por suas mães. E, no entanto, a ninguém ocorreu reuni-las sob a sigla TDAH. Porque a pesquisa, na época, ainda não tinha aberto uma perspectiva para o fenômeno? Não, diz uma parte dos especialistas: porque o fenômeno absolutamente não existia. Alguns certamente acrescentariam: também hoje ele é inexistente. TDAH é apenas uma marca generalizada e difusa para algo nada consistente: um engano. "Em medições em laboratório, crianças com o diagnóstico TDA ou Transtorno Hipercinético não apresentam um quadro uniforme. Por isso mesmo, suas dificuldades não se deixam perceber como quadro de transtorno uniforme no sentido de uma síndrome. O comportamento hipercinético é um sintoma que, por motivos diversos, pode ser atribuído a quadros clínicos variados. Essa descoberta sugere urgência em deixar de lado o transtorno hipercinético e o transtorno do déficit de atenção como unidades nosológicas autônomas, bem como riscá-los imediatamente dos manuais diagnósticos."[24]

Aqui vale uma observação criteriosa. O que deve ser riscado: o fenômeno ou apenas sua classificação como doença? Isso faz uma grande diferença. *Abusus non tollitusum* (o abuso não tolhe o uso), diz um provérbio latino. Relacionado ao tema: a abusiva expansão da etiqueta TDAH – por um lado, a casos irrelevantes; por outro, a casos patológicos, pelos quais outros diagnósticos são responsáveis – está longe de significar que simplesmente não existe absolutamente nada a que essa etiqueta não se ajuste. E sobre o fato de que, entre as crianças europeias do pós-guerra, por volta de 1950, não se tenha observado uma maciça e *crescente* ocorrência de graves distúrbios de atenção e de hiperatividade? Ora, em vez disso, primeiro cabe supor a seguinte explicação: na época, simplesmente não houve tal acúmulo e aumento. Em outras palavras: é evidente que todos os "fatores" perturbadores da atenção e promotores de inquietude, aos quais, em parte mais violentamente do que hoje, as crianças então estavam submetidas, foram insuficientes para acender o que eu gostaria de chamar de "foco de TDAH". Antes dessa sintomática específica, a pesquisa não ia além dos anos 1970: um tipo de comportamento que ultrapassava todos os limites tradicionais do ímpeto infantil de movimento e da renitência juvenil, e que, não obstante, deixava de apresentar causas patológicas claras. Mas, uma vez aceso o foco, muita coisa que o sugeria pode de repente servir de isca para acendê-lo. Por outro lado, outra coisa surgiu de repente em sua luz e dele parecia fazer parte, embora só fizesse apagar seu equipamento. O equipamento e a isca não são o foco, mas, assim que ele arde, eles são seus acessórios, não mais "fatores" independentes.

Para além da mera soma de fatores, nunca haverá entendimento sobre o que é o TDAH, na mesma medida em que uma figura não pode ser entendida pela enumeração de seus elementos, posto que seja, justamente, mais do que a soma de suas partes: uma constelação. E o TDAH é um fenômeno constelativo, para não dizer plástico. Ele consiste em elementos determináveis, mas em seu bojo acolhe outros elementos, bem como os elabora e reestrutura. Nos anos 1970, esse fenômeno era novo.[25] Não existe nenhum motivo para "riscá-lo dos manuais diagnósticos". Não foi a pesquisa a inventá-lo. Antes, ela não pode suportá-lo: pois como tolerar a desproporção entre efeito e causas? Daí a precipitada classificação como doença, e *esta* é que deve tranquilamente desaparecer "dos manuais diagnósticos", junto do diagnóstico de falta de dopamina, que, aliás, sem mais nem menos deixou de ser defendido, embora sobreviva na teoria do transporte de dopamina deficiente. Uma fração majoritária dos neuro(bió)logos, psiquiatras e terapeutas comportamentais, até o momento, tem a convicção de que o TDAH seja um transtorno cerebropatológico. Há que imaginar o transtorno como uma "conexão perdida" ou "ligação incorreta", os envolvidos seriam como carros, "cuja ligação carece de reparo" ou "precisam de óleo", e seu cérebro seria como uma "máquina de busca insuficiente".[26]

Transtorno cultural

Ora, na verdade, não dá para negar que no cérebro de uma criança incapaz de concentração as coisas se passam diferentemente do que ocorre no cérebro de uma criança capaz de concentração. Também não é errado, no caso, falar em transtorno. Mas defender, por um lado, que o TDAH é uma doença, e, por outro, pura e simplesmente a ela se referir em termos de contato perdido ou ligação incorreta – portanto, nada que pudesse de alguma forma tornar plausíveis a novidade e a frequência dessa suposta doença – é menosprezível. E quem consegue entender um distúrbio no cérebro somente por meio de uma terminologia mecânico-maquinal, esse não é capaz senão de, com ela, imaginar defeitos genéticos, lesões, sinais de exaustão e ligações incorretas; tem, ele próprio, um ponto cego, ignora mesmo algo que distingue qualitativamente o cérebro de qualquer máquina que o esquematiza: sua enorme plasticidade. É justamente quem superestima o papel da dopamina que deve tê-la em vista como excelente provedora de plasticidade – e, com isso, seu duplo efeito: tanto o construtivo como o interruptivo. O próprio cérebro, obviamente, não distingue entre esses dois efeitos. Quando uma distribuição de dopamina interrompe a montagem e a consolidação de determinada interconexão sináptica, ele imediatamente coloca outra em andamento. Aqueles impulsos que são experimentados como excitação, ela simplesmente os direciona para outras vias, nas quais eles devem melhor se conduzir. A interrupção é redirecionamento, e o redirecionamento é uma reação bastante sensível, "criativa", vale dizer, o ajuste imediato de feixes inteiros de nervos a novos estímulos. E exatamente isso compõe a plasticidade do cérebro, não tendo em princípio nada a ver com distúrbio, antes com uma forma fisiológica de "inteligência", em cujo âmbito a psicologia de testes continua, de resto, a se mover, ao definir inteligência como capacidade de adaptação.

Mas a adaptação tem sua própria dialética; e, aliás, não apenas quando se trata de coerções sociais de grupos, mas já na elaboração cerebral dos estímulos. Ela, na verdade, não tem um funcionamento maquinal; seus hábitos se configuraram antes na interação milenar de um órgão extremamente plástico com seu ambiente. E quando esse ambiente assume o caráter de uma cultura da estimulação qualitativamente nova e, numa medida jamais conhecida, estimula o cérebro a constantes reinstalações de suas interconexões sinápticas, então é possível que, dadas as tantas medidas de reconstrução, não se chegue mais à construção e à consolidação de algumas de suas redes neurais, como seu equipamento genético e suas possibilidades de arranjos, afinal, lhe permitiriam. É justamente, pois, a otimização da adequação à nova cultura da estimulação – portanto, um alto desempenho da inteligência plástica – que, no caso, conduz a pontos cegos e faz com que determinados resultados, que no decurso de uma longa história cultural conquistaram o prestígio de uma capacidade humana fundamental, deixem de ser alcançados. Do ponto de vista fisiológico, a elaboração dos estímulos funciona, por inteiro, livre de perturbação. Perturbadas são simplesmente suas condições tradicionais de trabalho: a medida mínima de sossego e continuidade, que é indispensável para "construir e, com isso, consolidar também de modo estrutural aqueles padrões sinápticos de ativação, que depois serão utilizados como representantes internos para a organização e o planejamento de reações comportamentais".[27]

Apenas à luz da nova fisiologia cerebral é que se torna claro o quanto a forma progressiva do cinema corresponde ao modo de trabalho do cérebro. Na constante "mudança de lugares e ângulos" e na permanente interrupção do processo associativo, a plasticidade cerebral se dá a ver como imagem. Mas de forma prosaica: em figura mecanicamente fixada. Não param de surgir novas tomadas, mas sempre apenas na forma de uma interrupção, com a qual de antemão se estabelece que, em breve, ela por sua vez será interrompida. Em contrapartida, a reconfiguração não acontece como repetição, reforço, fixação, aprofundamento. São somente as duas reconfigurações juntas e a constante interação entre elas que constituem a vívida plasticidade do cérebro. A forma progressiva do cinema tende a reproduzi-la apenas de modo unilateral e congelado, e o regime de atenção do cinema, que há muito busca o direcionamento da percepção da sociedade como um todo, treina o cérebro a seu modo, sobretudo segundo os padrões abruptos de sua lógica da interrupção.

Os mínimos jatos de dopamina que são liberados a cada solavanco, em absoluto, não deixam o cérebro "avariado". Em certo grau até aumentam-lhe a capacidade de reação e adaptação, bem como não cometem falhas de conexão, ao expurgar em vez de estabilizar de modo contínuo muitos dos padrões e redes neuronais por elas formadas, antes operam a elaboração dos estímulos sob condições de influxo de estímulos significativamente elevadas. Para o cérebro, é indiferente se, no caso, "representantes internos", que servem "à organização e planejamento de reações comportamentais", deixam de alcançar um determinado grau de estabilidade. Quem sofre com isso, em contraposição, é a síntese do organismo inteiro: o Eu vivente. Ele sofre de inquietação e sente sua dificuldade em persistir em algo, em perceber algo e formar frases claras, como profunda insuficiência em face das expectativas do meio ambiente.

Somente na medida dessas expectativas o TDAH se apresenta como distúrbio cerebral. A atividade cerebral de uma crescente quantidade de crianças e jovens deixou de corresponder a determinados padrões tradicionais de cultura. Em contraposição, corresponde amplamente a outros padrões, que só passaram a experimentar avanços ao constituir-se um novo regime de atenção, ela passando a se comportar assim como sua vanguarda. Com isso, o distúrbio em questão se localiza naquele ponto nevrálgico, histórico, no qual duas culturas de repetição contrárias acabam se encontrando. Está envolvido no conflito entre ambas, sendo distúrbio cerebral apenas enquanto distúrbio cultural. Como tal, porém, é improvável que ofereça qualquer chance de verificação num laboratório neurofisiológico. Pois sua carência, no momento, quase não passa de uma determinada espécie de carência de repetição e, desta resultante, de uma carência de estabilidade de correlações basais de interconexões sinápticas. Interconecta-se, como sempre, de modo ininterrupto. Também as correlações continuam, *grosso modo*, sendo como são, afora que em alguma coisa elas se afrouxam. Mas, quanto ao grau de estabilidade das ligações neuronais, dificilmente ocorrem procedimentos de imagiologia [*Bildgebung*] ou medição. E assim o distúrbio – que de fato está no cérebro e, na verdade, é apenas cultural – vaga como um fantasma. No exato sentido psicanalítico, ele é estranho [*unheimlich*], mas, justamente, esse estranhamento [*Unheimlichkeit*], vale dizer, desproporção de efeitos manifestos e ausência de causas individuais detectáveis, é parte integrante do fogão de TDAH.

Novos medicamentos que o tranquilizem não estão em vista, e quem, para inibir o jato de dopamina na fenda sináptica, administra às crianças metilfenidato faz por inibir também o potencial "criativo" da dopamina, que é indispensável para o processo cerebral de crescimento e estruturação. O trabalho de formação do cérebro se dá sob condições retardadoras, sendo considerável o perigo de que a criança seja realmente prejudicada, por não poder desenvolver de acordo com a idade aquela curiosidade e aquela vigilância elementares que para ela abrem o mundo, sobretudo crianças em idade pré-escolar, cujo cérebro ainda está em crescimento. Mas mesmo em crianças em idade escolar o perigo não fica simplesmente eliminado. Só não permite medição. Como comprovar potenciais incultos de desenvolvimento cerebral? A comparação com crianças, no caso, pouco ajuda; cada uma delas possui seu próprio potencial.

Pode-se, ao contrário, comprovar que o medicamento tranquiliza e que, ocasionalmente, também promove a concentração enquanto estiver sendo ingerido. Mas ele ainda mantém o efeito ao ser deixado de lado depois de grande período de uso? Os poucos estudos de longo prazo não relatam melhora significativa. As crianças com TDAH pesquisadas tinham "mais problemas com a impulsividade, com a intranquilidade e o comportamento social", e "na comparação com crianças da mesma idade" se mostravam "consideravelmente mais inquietas, desatentas, impulsivas, rebeldes, difíceis de conduzir, teimosas e com desempenhos escolares claramente inferiores".[28] Quanto aos pais que dão metilfenidato a seus filhos, não se deveria, aliás, lançar sobre eles uma condenação geral, sobretudo não de uma posição confortável de observador, pois alguns deles realmente não sabem mais o que fazer. Mas que arriscam comprometer o autodesenvolvimento cerebral da criança sem que um efeito duradouro como tranquilizante e fomentador de concentração venha compensá-los, isso eles teriam de saber. Os médicos que, não sem indulgência, os informam a respeito, e que, mesmo assim, não hesitam em puxar o bloco de receitas com toda solicitude, são seus falsos amigos.

Mas, no que diz respeito ao TDAH, existe um meio altamente efetivo para aquietar, e nem sequer precisa ser ingerido. "Quando crianças incapazes de ficar quietas, que movem os olhos para a direita e para a esquerda procurando algo e, evadindo-se, sentam-se diante de um computador, seus olhos se tornam claros e fixos, suas atividades são objetivas e elas permanecem pacientes", escreve o terapeuta infantil Wolfgang Bergmann. "Em todo caso, é mais do que flagrante quão bem as crianças e jovens hiperativos, que no mundo real parecem perdidos, se organizam nos computadores e se movimentam nos jogos e contatos on-line, com uma segurança da qual, na assim chamada 'realidade primeira', no cotidiano de suas vidas, eles não dispõem." E por que, num abrir e fechar de olhos, essa máquina lhes é confiada? "Bastam poucos movimentos manuais para obter um objeto desejado dentro do campo disponível, ou chamar alguém para a troca desta ou daquela fantasia, deste ou daquele contato." Porém, "tudo é direcionado para sua própria satisfação imediata. Logo que eles tenham alcançado o objetivo, quando objetos ou parceiros deixem de interessá-los, empalidecem as representações do objeto ainda há pouco ansiado, da ação ou do contato com o outro, e com um movimento manual, um clique no teclado, eles se afastam", "como se nunca ali tivessem estado".[29]

Atenção repartida

A fixação em máquinas de imagens e a rápida familiaridade com elas tanto saltam aos olhos em crianças com TDAH que dificilmente pode se tratar de um "fator" casual. Máquinas de imagens são captoras de atenção *par excellence*; e quando, ainda bebês, essas crianças passam o tempo todo já diante de um cenário televisivo, elas têm todas as chances de vivenciar precoce e incisivamente que a atenção da pessoa de referência mais próxima se *reparte* entre elas e esse cenário. Mas o que significa repartir? No caso dos bens físicos, é bastante simples. Quem transfere a outro a metade de sua propriedade passa a dispor somente da outra metade. Aqui vale, em sentido amplamente matemático: "Dinheiro repartido é meio dinheiro" ou "pão repartido é meio pão". Ao contrário, quando o ditado "sofrimento repartido" puxa "meio sofrimento", então se trata de outro tipo de partilha, que matematicamente é quase inapreensível: um *com*partilhar [*Mitteilung*] verbal ou, ao menos, gestual. Compartilhar com outras pessoas a própria dor ou preocupação, isso alivia, sobretudo se elas, por assim dizer, se tornam corpos de ressonância de tal compartilhar, ou porque encontram palavras ou gestos participantes, ou porque a preocupação também seja a delas, no luto comum talvez por uma perda, quando compartilhamento e participação são recíprocos. As pessoas "carregam" juntas o sofrimento. Com isso, ele se torna mais leve, ainda que nunca deixe inteiramente de pressionar e a pressão anímica ou traumática nunca seja precisamente mensurável. E, como o sofrimento repartido se reduz, potencializa-se então a alegria repartida. É por isso que se festejam, tão prazerosamente junto aos outros, acontecimentos felizes.

Mas o que é atenção repartida? Isso é bem mais difícil de responder. Sentir dor, cada um pode fazê-lo por si mesmo. A atenção humana, ao contrário, só se tornou possível pela repartição. Seu começo é inseparável dos primórdios da humanidade, razão pela qual não nos é dado escapar a um renovado retorno à hominização. Sua força motriz, como se mostrou anteriormente, é a compulsão à repetição traumática: o indivíduo tornar a fazer o que lhe fizeram, quando uma violência natural externa, um temporal, um terremoto, um animal selvagem atacou o coletivo dos hominídeos; tornar a atacar dessa forma indivíduos da tribo, só que agora de próprio punho, em suas próprias condições. É, em certa medida, por sua conta que a repetição assume o repetido, procura absorvê-lo, torná-lo mais suportável, mas ela permanece insuportável. É de forma simbiótica que a repetição adere ao repetido. Para removê-lo gradativamente haveria necessidade de um terceiro: um destinatário mais elevado, ao qual a repetição é orientada. Como os hominídeos foram capazes de transladar sua lástima interior para a imaginação de um poder exterior que dela deve salvá-los, isso provavelmente nunca poderá ser inteiramente esclarecido e sempre voltará a ser um objeto de espanto. Mas justo esse *trans*ladar para o imaginário foi igualmente um primeiro ocaso da atenção humana. A atenção se tornou algo especificamente humano quando começou a durar mais que o respectivo estímulo a afetar o sistema nervoso. E isso teve início exatamente quando coletivos de hominídeos começaram, com a imaginação de uma instância mais elevada, a cobrir a repetição compulsiva do horror experimentado. A atenção, que cabe a esta instância, não é apenas reação a um estímulo. Ela é interesse em algo de permanente: algo de sagrado. O sagrado, a princípio, não é senão horror sacralizado: um horror que surge como poder protetor; do qual não se foge, antes junto dele se busca abrigo. "*Vor dem mir graut, zu dem michs drängt*" ["O que eu temo é o que me atrai"]: eis a formulação de Rudolf Otto para o sagrado.[30] Esse autor não tinha consciência de que, com isso, ao mesmo tempo estava a produzir uma ótima definição de compulsão à repetição traumática. Ele não teve notícia de Freud, sendo ainda menos provável que Freud dele tenha tido notícia, embora, sob a impressão da Primeira Guerra Mundial, e de pontos de partida contrários, ambos estivessem a elaborar problemas muito semelhantes.

E ainda devemos ao psicólogo Otto outra expressão muito feliz. Os deuses do deserto da antiguidade árabe, ele uma vez casualmente os chamou "pronomes demonstrativos itinerantes.[31] É uma formulação-chave para a arqueologia da atenção. O indicador esticado na direção de algo é um arquétipo da atenção. As expressões "*da*" (aí) e "*jetzt*" (agora)[32] não são senão palavras para esse gesto; no início, nem isso sequer, simplesmente um som excitante, uma interjeição. Eles não estão ainda claramente dissociados. O demonstrativo é um agora existente (*jetzt Daseiendes*), que faz empalidecer tudo o mais em sua proximidade. Tem caráter de ordem categórica ("preste atenção", "olhe para cá"), é algo absolutamente presente ou, teologicamente falando, uma epifania. Pronomes demonstrativos itinerantes, ao contrário, sobrevivem ao presente. São sedimentos duradouros do horror vivido numa coletividade. Acompanham-no de forma latente e possuem uma configuração sonora fixa, passível de repetição. Quando a compulsão coletiva à repetição do vivido se torna irresistível, novamente eles se tornam: mais uma epifania.

Essa duração e essa regularidade não surgem por si mesmas. Para isso se requer memória: a capacidade de representar coisas passadas. Com efeito, o verbete latino *repraesentare* não significa senão "tornar de novo presente". E por que é representado o horror passado? Porque, de determinado ponto de vista, ele *não* é passado. Ele continua a torturar incessantemente. Daí sua representação. Ela o traz de volta. Mas não literalmente. No lugar do horror original, que assalta pavorosamente do exterior, um horror autopromovido entra em cena, tomado, celebrado à própria custa. É tão somente uma imagem do original. Toda recordação é imagem do irrecuperável. E rituais sacrificiais *são* imagens, imagens até mesmo bastante movidas e moventes: encenação do horror passado. Elas dão uma representação dele – como mais tarde trupes de atores darão do vingador Orestes ou do tirano Édipo. A representação original é performativa, teatral. A representação mental já é um sedimento esquemático – e a princípio certamente esquematizado –, um sedimento interior: recordação de segundo grau. Mas, em todo caso, lembrar significa elaborar *a posteriori*. E, a princípio também, o horror passado foi reelaborado para que cessasse. O passado deveria definitivamente passar: não teria mais que ser recuperado, não precisaria mais ser lembrado.

A recordação surgiu na tentativa de esquecer. A tentativa fracassou redondamente, mas nenhum fracasso foi mais bem-sucedido do que esse. O *Homo sapiens* deve a ele sua memória específica. Desativar o horror vivido pelo re-tomar [*Wieder-Holen*] sem resíduo foi um malogro. Mas outra coisa, no caso, foi lograda: a posterior elaboração e reelaboração do vivido em representações interiores ou representantes, que, desse modo, pouco a pouco conseguiram abafá-lo, amenizá-lo, transformá-lo, a ponto de ele se tornar suportável, para não dizer familiar; de certo ponto de vista, interessante, atrativo, estimulante ou até mesmo gratificante. O re-tomar [*Wieder-Holen*] transfere o vivido a outro estado agregado, imediatamente, a imagens interiores e esquemas, que conferem a qualquer outra vivência uma armação, constituindo o assim chamado mental: o equipamento especificamente humano de elaboração da realidade. Esse equipamento domina, como nada antes dele, a arte da ação posterior. Ele segue elaborando estímulos cujo impulso inicial há tempos se apagou, e realiza assim performances de conversão fomentadoras de cultura. Do horroroso "aqui agora" [*"Jetzt da"*], que como violência natural se abatia sobre um coletivo de hominídeos e os dispersava agitados, aos gritos, balbuciantes, ela gradativamente faz um duradouro *aí* [*Da*], que se estende sobre o coletivo como um estandarte – como poder mais elevado em cujo regaço ele se reúne. De interjeições ela faz sucessivamente "pronomes demonstrativos itinerantes" – pontos fixos da atenção coletiva.

Fixar a atenção para além do instante: isso toda criança hoje aprende. Mas tal habilidade só se tornou tão fácil depois de milênios. Nos primórdios da humanidade estava entre as coisas mais difíceis. Era algo que não existia ainda em parte alguma na natureza. Apenas coletivamente podia entrar em andamento: quando a repetição compulsiva, ritualizada do horror vivido se direcionava a algo mais elevado – a um destinatário comum. Sua imaginação foi equivalente tanto à inauguração do espaço mental quanto à constituição da atenção humana. E só ao fortalecerem-se no exercício da imaginação todos os membros do coletivo, mútua e incessantemente, só ao remeterem-se conjuntamente ao terceiro por eles distinguido e imaginado, ao "apontarem"-no uns aos outros (o sugestivo gesto do dedo indicador esticado, no caso, não pode ser subestimado), só então sua imaginação pôde se consolidar paulatinamente. Os primeiros pontos fixos da atenção humana são ideias fixas: destinatários do sacrifício. Eles são o absolutamente pretendido: o sagrado, que, ao garantir refúgio e salvação, promove sentido.

O sagrado é imaginário, mas nem por isso é mera invenção. O horror é uma amarga realidade natural; sua sacralização, sua conversão em refúgio, não foi senão obra da imaginação, com a qual teve início o trabalho mental. A atenção especificamente humana constituiu-se na aprendizagem de prender-se a algo, única razão para que o sagrado se manifestasse. Mas tendo-se estabelecido como modo de comportamento humano, com que todo rebento do *Homo sapiens* começou a crescer, ela pode então separar-se do sagrado e direcionar-se a tudo quanto fosse possível: variados contextos profanos que se emanciparam do sagrado e deram início à sua vida própria. E, no entanto, nos duradouros milênios desse processo de separação ela não se livrou da marca de nascença de seu surgimento. Como sempre, ela tem que se prender a *algo*, que é estruturado à semelhança do seu campo de visão: com um foco central nítido e margens difusas. O objeto da minha atenção me determina, mas ele consiste em algo que me afeta, e isso em raríssimos casos é coisa ou elemento isolado. Instruções como "concentre-se exatamente no ponto preto no alto à direita" provêm do repertório do experimento moderno e são isolações artificiais e tardias de atenção que ninguém suporta muito tempo. Comumente, trata-se de coisas isoladas em seu meio. A atenção se conforma com constelações, figuras, formas progressivas. Seus objetos são unidades de significado. *Ela* constrói essas unidades, mas de elementos que *para ela* significam alguma coisa.

Multitarefa

A atenção custa força, não consegue se prender a alguma coisa horas a fio e sem nenhuma pausa; recorrentemente precisa relaxar, tal como os músculos se distendem para de novo poderem se tensionar. Mas, enquanto se concentra sobre algo – algo intencionado –, ela não consegue ao mesmo tempo se prender aleatoriamente a várias outras coisas. Uma coisa no entorno do seu objeto ela até consegue assimilar, assim como o olhar focado em determinado ponto capta, bem ou mal, uma difusa impressão das margens do campo de visão. E não se pode treinar essa percepção conjunta com negligência; na verdade, sem pedir permissão, a cultura *high-tech* diariamente nos habitua nesse sentido. Manter um diálogo intensivamente atento enquanto se dirige um carro, enquanto se ouve música de fundo ou se faz uma refeição em comum, isso faz parte das obviedades cotidianas. Por que não fazer dessas atividades inevitáveis uma verdadeira técnica cultural? A palavra mágica para isso é multitarefa: quanto mais coisas a pessoa consegue executar ao mesmo tempo, mais versátil ela se torna e mais tempo consegue poupar. A verdade é que se pode aprender vocábulos *e* praticar *jogging*, escrever um ensaio *e* comer, participar de uma reunião *e* checar e-mails.

Ora, não se pode negar que algumas dessas combinações de fato funcionam bem – quando determinada atividade está tão automatizada ou recua para o pano de fundo que permite devotar atenção total às outras. Lavar a louça e ouvir notícias, até dá. No caso, a pessoa pode se concentrar inteiramente nas notícias, com a lavagem da louça transcorrendo como que por si mesma. Mas dificilmente se poderá dizer com exatidão, depois disso, em qual ordem pratos, xícaras e talheres passaram pela pia. Ouvir música e pintar um quadro também dá. Ocasionalmente, artistas plásticos sentem-se até mesmo inspirados por música de alta complexidade. Mas perceber nela a forma principal da sonata, a série dodecafônica ou as variações enarmônicas enquanto pintam com intensidade é algo altamente duvidoso. Ouvir notícias e escrever um texto ao mesmo tempo, ao contrário, isso absolutamente não dá; lavar a louça e praticar ioga, certamente que não. Realizar duas conflitantes performances linguísticas ao mesmo tempo é tanto menos provável quanto realizar duas conflitantes performances motoras ou ópticas. Concentrar-se ao mesmo tempo num ponto no alto à direita e abaixo à esquerda é algo que não se consegue, por mais tempo que se gaste em treinamento. Treinar para que vários objetos da percepção conjunta gradativamente se transformem em vários objetos de simultânea percepção principal é mais ou menos como querer, com cada vez menos alimento, fazer com que um animal doméstico perca o hábito de comer. O êxito inicial é irrefutável. *Funciona* com menos comida; funciona com vários objetos no campo de visão. Mas não por muito tempo. A múltipla atenção, que se dirige ao mesmo tempo com toda força a objetos inteiramente diferentes, é um absurdo – e não deve ser confundida com a "atenção flutuante", que Freud sugeria aos psicanalistas. Esta possui, na verdade, apenas um objeto, o paciente, e é orientada no sentido de, tanto quanto possível, não deixar de levar em conta mesmo elementos aparentemente supérfluos como o ritmo narrativo, pausas, respiração, vestimenta, palavras de saudação e de despedida. Mas ela é o contrário de multitarefa. Multitarefa seria se, durante a sessão, o psicanalista checasse e-mails ou selecionasse comprovantes para a declaração de imposto de renda, oportunamente resmungando ao paciente: "Continue contando tranquilamente; sou todo ouvidos." É de se aguardar com ansiedade o momento em que os psicanalistas terão avançado a ponto de não suportar mais a mera audição, começando a tornar certas atividades paralelas – a princípio, obviamente, apenas discretas – socialmente aceitáveis.

Partição [*Teilung*] da atenção, ao que parece, pode significar duas coisas: por um lado, partição da atenção com outros, com os quais se dirige a própria atenção a um objeto comum; por outro lado, *re*partição [*Verteilung*] da própria atenção a vários objetos em igual medida. A primeira foi constitutiva para o surgimento da atenção especificamente humana. Somente coletivos são capazes de lhe conferir duração. Indivíduos isolados não teriam tido energia para tal. A segunda leva a atenção a uma crise existencial, exige dela sabidamente algo impossível: fazer frente a uma multiplicidade de estímulos que, de modo concomitante, invade o sensório humano requerendo atenção. Multitarefa é a palavra-código para a ilusão de que uma sorte de atenção múltipla poderia ser treinada. O que de fato pode ser um pouco mais treinado é uma conversão mais rápida da atenção para outro objeto. A tentativa de multiplicá-la, ao contrário, contribui para sua erosão tão certa como a hiperextensão de um tendão para a sua distensão.

Revolução de nove meses

Afinal, foi a presente crise existencial da atenção humana que tornou urgente a discussão sobre seu surgimento no Paleolítico. Mas uma coisa é como a atenção outrora se tornou especificamente humana; outra é como esse processo da história da humanidade se repete na história individual. A propósito, em anos recentes, o antropólogo Michael Tomasello chegou a resultados pioneiros: pela comparação meticulosa de criancinhas humanas com primatas.[33] Os chimpanzés sabem coisas que por longo tempo foram tidas como aptidões exclusivamente humanas; por exemplo, usar ferramentas. Eles pegam bastões que estão ao redor e, com eles, "fisgam" frutos ou animaizinhos que não alcançariam somente com as mãos. Isso acontece em diferentes biosferas de modos inteiramente distintos; "em algumas populações da África oriental", as pessoas remexem "em busca de cupins, sondando os cupinzeiros com bastões pequenos e delgados"; "mas outras populações na África ocidental simplesmente destroem os cupinzeiros com bastões grandes e tentam pegar os insetos com as mãos".[34] Isso tem a ver com as diferentes texturas do solo. Onde ele é macio, aprenderam a fuçar com bastõezinhos; onde ele é duro, a investir energicamente com grossos bastões. Esse aprendizado é chamado de "formação condicionada pelo ambiente".[35] Mas ainda não é tudo. Tomasello descobriu "que os chimpanzés conseguem aprender muito bem as propriedades dinâmicas dos objetos, chegando a elas na observação de como outros manipulam esses objetos. [...] Se, por exemplo, uma mãe afasta um cepo e come os insetos que estão por baixo, a cria provavelmente fará o mesmo. Simplesmente porque a cria aprendeu com a mãe que insetos se encontram embaixo de cepos [...]. Mas não aprendeu de sua mãe como afastar um cepo para comer insetos".[36]

É uma diferença decisiva. A cria do chimpanzé imita o que fazia sua mãe, mas a mãe não o fazia com a *finalidade* de ensiná-lo à cria; queria simplesmente ter os insetos. A cria aprendia como se faz, mas a mãe não o ensinava. Imitar a ação de outro é uma coisa; reconhecer nisso a intenção é, no entanto, algo qualitativamente diferente. Não que os chimpanzés não tivessem intenções. Eles são até mesmo capazes de perseguir algumas delas indiretamente. Aprendem, por exemplo, a se interessar mais por pessoas que viam manipular a forragem do que por pessoas que não o faziam. Um experimento inclusive revelou que "preferiram pedir comida a uma pessoa que viu como essa forragem foi escondida do que a outra que não o tivesse visto".[37] Num outro experimento, por fim, aprenderam "a conduzir pessoas a um recipiente sem a forragem, de modo a poderem eles próprios receber o recipiente com a forragem".[38] Chimpanzés conseguem, pois, muito mais do que o cão de Pavlov, ao qual, para ser alimentado, por tanto tempo era dado ouvir um som de campainha, até que, mesmo sem ração, o som nele liberasse abundante fluxo de saliva. Eles associaram a forragem não apenas ao simultâneo e ao mais próximo, mas também ao passado e ao distante. Eles associam, por assim dizer, taticamente, reconhecendo não apenas referências diretas à forragem, mas também referências a essas referências, sendo aptos a formar uma cadeia completa de referências capaz de orientá-los até a forragem, além de conseguirem perceber outras criaturas como meio para atingir essa finalidade. Mas, justamente, apenas *essa* finalidade, a sua própria. O que estrutura e diferencia o meio ambiente é, exclusivamente, a própria intenção. O que os chimpanzés, ao contrário, não conseguem é perceber outras criaturas como sendo objetivas e intencionais.

Mas isso as criancinhas conseguem. Não desde o início. Elas não vêm ao mundo com mais inteligência do que os chimpanzés; em certo sentido, vêm até mais estúpidas, posto que mais indefesas e inábeis; do ponto de vista motor, consideravelmente incapazes de imitar o que seus companheiros de espécie fazem ao redor. Em compensação, têm uma forte tendência a dirigir o olhar para o rosto dos adultos que cuidam dela, e demonstram alta sensibilidade para seus respectivos humores. Em si mesmo, isso ainda não diz muito. Mas aí vem uma cesura. Tomasello chama-a de "revolução de nove meses". "Bebês de seis meses interagem diadicamente com objetos, pegando-os e manipulando-os, e interagem diadicamente com as outras pessoas [...]. Quando manipulam objetos em presença dos outros, o mais das vezes ignoram os circunstantes. Quando interagem com outros em presença de objetos, o mais das vezes ignoram os objetos. Entre mais ou menos nove e doze meses começa a surgir, no entanto, uma série de novos modos de comportamento, que [...] são triádicos, no sentido de implicar uma coordenação de suas interações com objetos e pessoas".[39] Os bebês começam então "a olhar de modo adequado e confiável para onde os adultos olham (perseguição do olhar), a interagir com eles socialmente por considerável duração de tempo em relação a um objeto (ocupação comum), a encarar adultos como pontos sociais de referência (formação de referência social) e a lidar com objetos do mesmo modo como o fazem os adultos (aprendizado imitativo)".[40] Permitir que adultos lhes apontem coisas ("Ali, olha só") e assumir para si esse comportamento, qual seja, apontar para os objetos e mantê-los erguidos para que outros deles tomem conhecimento: esse é um comportamento triádico, que não se manifesta nos macacos. Mas uma criança que age triadicamente deixa claro que "não está interessada apenas num determinado resultado, antes gostaria também de compartilhar a atenção com um adulto".[41] E assim resulta "que o mero ato de apontar para um objeto diante de outra pessoa com o único objetivo de chamar a atenção é um comportamento comunicativo especificamente humano".[42]

Isso não nos sugere algo? Com efeito: quando hominídeos se tornaram seres humanos, quando deixaram de repetir por tanto tempo e de modo meramente coletivo e por reflexo o que, em erupção traumática, a violência natural lhes causara anteriormente, e passaram a dar a essa repetição uma interpretação, um *para quê*, um destinatário sagrado, nesse momento, como já foi mostrado, eles realizaram a passagem do comportamento diádico para o triádico.[43] Com essa passagem, abriu-se o espaço mental para o espaço imaginário do sagrado. Permitir que os companheiros da tribo lhes apontassem esse sagrado, apontá-lo aos demais, "mostrar" reciprocamente e aprender conjuntamente a "ver" esse sagrado, como se ele tivesse a visibilidade de montanhas, bosques, animais ou rios: isso se apresentou como o trabalho mental elementar, a ruptura para a imaginação, que a princípio não era distinta da alucinação. Alucinação, como mostrou Freud no sonho, é "atividade primitiva do pensamento".[44] E a fixação comum do alucinado, sua estabilização em "pronomes demonstrativos itinerantes": assim se constituiu a atenção especificamente humana.

De tudo, em Tomasello não se encontra nada. Compulsão à repetição traumática, ritual, sacralização, sacrifício, culto – são palavras estranhas à sua pesquisa. O que outrora os hominídeos tinham que realizar, a que violência se viam expostos, que violência tinham que impingir a si mesmos para poder produzir *e manter* esse comportamento social triádico, que se tornou específico para o *Homo sapiens* e que brota hoje nas criancinhas como se já desde sempre aí tivesse estado: isso praticamente não aparece num esboço de teoria da evolução, que, não obstante, se intitula *The Cultural Origins of Human Cognition* [As origens culturais da cognição humana]. Fica-se sabendo apenas que foi "uma nova espécie de identificação com membros da própria espécie e uma compreensão dos membros da própria espécie como seres intencionais"[45] que, há mais ou menos duzentos mil anos, capacitou os hominídeos à "produção de uma grande quantidade de novas ferramentas de pedra", bem como à "utilização de símbolos para a comunicação e estruturação de sua vida social, com isso possibilitando-lhes novos tipos de práticas sociais e organizações, [...] do sepultamento cerimonial dos mortos à domesticação de plantas e animais".[46] Mas como chegaram a essa nova identificação e como ela se realizou? Sobre isso, não existe sequer uma hipótese. O que levou a ela? A propósito, Tomasello vê uma única coisa: as "vantagens"[47] do novo modo de comportamento, sobretudo o "efeito macaco":[48] que todas as aquisições da aprendizagem a partir de então se prenderiam a uma espécie nova e comunicativa, que todas as demais consequências da aprendizagem poderiam tê-lo como base e que, com isso, enquanto processo de aprendizagem, a evolução se acelerou exponencialmente.

É óbvio que o aspecto vantajoso desse desenvolvimento só se manifestou muito adiante, depois que o *Homo sapiens* impusera globalmente seu modo de comportamento; enquanto os hominídeos, é certo, não se tornaram seres humanos *porque* especulavam sobre as vantagens desse novo modo de vida, ou até com a *finalidade* de imprimir novo ritmo à evolução. Mas Tomasello imagina a evolução da seguinte forma: como uma dona de casa sem tempo, que precisava inventar algo para ainda providenciar tudo antes que os hóspedes começassem a chegar. "Simplesmente não se dispunha de tempo suficiente para processos biológicos normais de evolução, como variação genética e seleção natural, para produzir passo a passo cada uma das aptidões cognitivas que possibilitassem aos homens modernos inventar e manter usos complexos de ferramentas e tecnologias, formas complexas de comunicação e representação por meio de símbolos e complexas organizações e instituições sociais."[49] E então a evolução recorreu ao "efeito macaco", resolvendo assim seu problema de tempo.

INTROITUS INTERRUPTUS

Desconsideradas as suas puerilidades no tocante à teoria da evolução, as pesquisas de Tomasello, assombrosamente, lançam nova luz sobre uma antiga tese: a de que a hominização individual (ontogênese), uma vez mais em marcha acelerada, completa a hominização coletiva (filogênese). O que do ponto de vista da filogênese levou milhares de anos, do ponto de vista da ontogênese completa-se em poucos meses e sob condições incomparavelmente mais confortáveis. Crianças pequenas crescem hoje numa cultura elevada, com rotinas cotidianas regulamentadas e linguagem claramente estruturada, cercadas de pessoas que as observam e abordam desde o primeiro dia, bem como dirigem a atenção a todas as coisas possíveis, cuja compreensão absolutamente ainda não lhes é possível. Mas tão pronto o seu cérebro atinge a quantidade total de suas células nervosas, portanto, decorridos nove meses, elas começam também a perseguir o olhar e os gestos dos adultos e, apoiadas por suas palavras, a prender a atenção além do instante em coisas determinadas, e poucos meses depois começam, por sua vez, a apontar para as coisas ou a mantê-las erguidas para fazer com que a atenção dos outros se dirija para elas. Começa a "revolução de nove meses". Seu precursor filogenético foi uma inimaginavelmente longa "revolução de milênios" – sem que, em seu início, sábios tivessem introduzido sua prole em algo que já lhes fosse claro; sem que houvesse já uma linguagem capaz de tornar o claro nomeável e o obscuro mais claro, e capaz de fazer de ambos o objeto da atenção comum. É mais provável que tenha ocorrido no início um recíproco "tornar-se-atento-a-algo", do qual enfim viessem a brotar imaginações comuns e sons regulamentados para seu suporte. Para isso, era necessária uma tremenda perseverança. Não tivesse havido uma terrível compulsão à repetição, dificilmente se chegaria à fixação de "pronomes demonstrativos itinerantes".

Se, no entanto, sua fixação deve valer como a hominização em sentido estrito, a assimilação ontogenética e o significado da "revolução de nove meses" não podem ser então subestimados. Só quando a atenção é partilhada e dirigida em conjunto a uma coisa é que o bebê adota um comportamento especificamente humano. O potencial, ele já traz consigo. Teve mais de cem mil anos para precipitar-se no aparato de elaboração da realidade humana, até que a ela pertencesse de modo inalienável. É história naturalizada que, hoje, nove meses depois de nascida, toda criança saudável começa a reatualizar. Para isso, não tem mais necessidade do sagrado. A verdade é que está cercada de adultos que, por meio de palavras e gestos, chamam-lhe a atenção para coisas inteiramente profanas: um brinquedo, um animal, um raio de luz. E o fato é que este primeiro tornar-se atento a algo, o surpreendente persistir em algo, é um momento de dedicação – na verdade, de devoção – ao qual ela dificilmente teria podido chegar se não tivesse sido antes exercitada no sagrado. Vislumbrou-o Nicole Malebranche, ao denominar a atenção "uma oração natural".[50] Orar significa dirigir conjuntamente os pensamentos e as palavras a um poder superior, buscando assim sua proteção. Há que se ter aprendido já a orar em comunidade, antes de fazê-lo à parte, a sós. Não é diferente com a atenção. Só é possível aprendê-la em comunidade. Mais ainda: somente pela atenção é que se aprende a comunidade especificamente humana. Fato é que o bebê, desde o primeiro dia, busca comunidade, quando procura o calor e o peito da mãe. Mas essa espécie de comunidade todos os mamíferos tratam de buscar. Especificamente humana, porém, a comunidade só se torna quando a promove um terceiro. Proximidade humana, não apenas físico-emocional, entre os pais e a criança, requer que juntos se voltem para algo que os cative. Por isso, a contemplação conjunta de livros de gravuras, o paciente e repetido nomear dos objetos, recitar ou ler em voz alta textos para crianças pequenas, tudo isso tem importância inestimável. Trata-se, no caso, de nada menos que ritos de iniciação, os quais, de um modo específico, desde o nascimento fazem por acolher as crianças na comunidade humana.

Começamos a vislumbrar que fase-chave a "revolução de nove meses" representa – e que interferência ela sofre quando se dá em meio a máquinas de imagens. Em vez de pessoas vivas partilharem sua atenção em algo, a partilha se dá entre pessoas vivas e máquinas de imagens. A criança ainda não vivencia a tela como captor de atenção, que é como a tela se apresenta para os adultos; a criança não sabe fazer muita coisa com seu cintilar e seus ruídos. Mas ela vivencia a tela a absorver a atenção de suas figuras de referência, como, sob as reivindicações de atenção que esse cenário permanentemente apresenta, o afeto dos pais se torna raso e inconsistente. A mãe (ou seu representante) pode estar bastante com a criança, dirigir a ela a palavra e apontar para tudo quanto seja possível, mas quando, ao lado, algo cintila e zumbe, algo que sempre atravessa a atenção comum e sua persistência para as coisas, porque o olhar da mãe vagueia de um lado a outro entre a criança e a tela e suas palavras são sobrepostas pelo ruído de fundo, então os primeiros laços da comunidade qualitativamente nova, laços que a criança está a tecer, passam a ser cortados de modo recorrente. No duplo sentido da palavra, a tela se interpõe entre a mãe e a criança. Por um lado, sua cintilação interrompe com frequência a atenção e a permanência comum; por outro, ela por si mesma se impõe como um terceiro comum a ambas. Se elas estão sentadas diante da televisão ligada, fazem-no então, no essencial, caladas. A criança, porque ainda não sabe falar; a mãe, porque de qualquer modo não consegue acompanhar com palavras a rápida sucessão de imagens. Ela fica a perseguir imagens e trilha sonora, mas não mostra nada à criança. E quando olha para onde a mãe dirige o olhar, não há nada que a criança possa reter, a não ser uma fornalha de desassossego audiovisual, que lhe é incompreensível, uma estimulação dos sentidos bruxuleante, que não se estabiliza na unidade de significação de uma coisa [*Ding*]. Esse absurdo [*Unding*] é o objeto da atenção materna, do qual, no entanto, a criança permanece excluída. A fornalha de desassossego se lhe escapa e, com isso, arranca-lhe a atenção da mãe.

O problema no caso não é "a televisão", mas sua dosagem. Em pequenas doses ela é totalmente inofensiva. A partir de determinada altura, ao contrário, ela assume o regime de atenção. Mas seu efeito em nenhum outro momento é mais precário do que na armadilha da "revolução de nove meses", quando a comunidade de atenção, que só o *Homo sapiens* conhece, se encontra na fase mais delicada, mais sensível, mais instável de seu surgimento. Somente de objetos triadicamente consolidados é que se podem deduzir imagens interiores duradouras, e destas, por sua vez, deduzir mais tarde representações e conceitos. Somente ao redor de coisas triadicamente consolidadas é que gravita, a princípio, a formação de vocábulos pela criança. A triangulação não é, de forma alguma, apenas o que a psicanálise entende a respeito:

um acontecimento edipiano, que o pai desencadeia ao entrar na simbiose de mãe e filho, como o terceiro com o qual ambos se relacionam. Ao contrário: a constelação edipiana é um caso especial da triangulação. Quando os hominídeos começaram a se relacionar com um terceiro comum, não era certamente aquele patriarca que Freud imaginava,[51] mas a condensação imaginária de uma violência natural muito mais forte, diante da qual os pais (cujo papel no processo da reprodução, na verdade, ainda não era transparente de forma alguma) tremiam tanto quanto as mães e os filhos. Com a triangulação, por sinal, também se abria o espaço para uma tensão entre gêneros especificamente humana, mas apenas quando ao mesmo tempo se abria amplamente mais: o espaço mental. Sem conflito e sem violência sua abertura nunca transcorreria, principalmente sob a influência do pai. E assim o TDAH também não é um genuíno problema do pai. A desestruturação familiar com mães solteiras e pais ausentes adiciona um agravante e prejudica a autodescoberta de rapazes mais fortemente do que de garotas.[52] Essa é a razão pela qual três vezes mais rapazes do que garotas são significativamente afetados pelo TDAH; mas não é a razão para o TDAH.

Específico do TDAH é algo muito mais abrangente: a abertura do espaço mental no campo de força do novo regime de atenção. A "revolução de nove meses", o ingresso da criança na comunidade de atenção especificamente humana, ocorre cada vez mais sob um fogo audiovisual intermitente, que, sem cessar, aos incontáveis pequenos empurrões e solavancos, deixa a criança para trás. Um empurrão individual é irrelevante;

ele é suportado sem esforço. O problema é a quantidade, o *introitus interruptus*, que repetido de modo incessante lança a criança para fora da comunidade em desenvolvimento e, quando ela, por fim, é acolhida, deixa-a com a impressão de que não é bem-vinda de verdade. Desse *introitus interruptus* é difícil aproximar-se por meio de uma pesquisa empírica. Ele, na verdade, não causa dor física. A criança não grita. Os pais não a maltratam, talvez nem sequer tratem-na com frieza. E justo isso constitui o fogão do TDAH: que seu ambiente pareça tão desgraçadamente normal. Não se constatam amiúde ferimentos manifestos, nem abandono de assistência ou prolongadas fases de ausência dos pais. E a verdade é que as crianças devem ter vivenciado algum tipo de privação vital, para a qual o adjetivo "traumático" não é exagerado; do contrário, não haveria a persistente inquietação motora, a constante busca por algo que de modo algum tomou a forma de um objeto perdido. Mas, justamente, a observação não é feita em crianças de dois ou três anos de idade, para saber de que modo elas superaram a revolução de nove meses. Se elas vivenciaram um grave *introitus interruptus*, é algo que só vai se mostrar anos depois, no modo como elas se entregam às máquinas de imagens.

Máquinas de imagens exercem mesmo sobre todas as crianças um efeito hipnotizante, mas a ele nem todas são vulneráveis da mesma forma. Especialmente indefesas são crianças que, muito antes de poder entender o que se passa nas telas, tiveram a oportunidade de perceber a força de sua cintilação como privação elementar da atenção. Para ser superada, essa privação exige repetição. Ela busca satisfazer sua exigência onde surgiu. Daí que essas crianças busquem nas máquinas uma tranquilidade que vivenciaram de modo difuso, ainda pré-objetal, fantasmagórico em certo sentido, e mesmo assim marcante como motivador de sua intranquilidade. Esta é a lógica da compulsão à repetição traumática: "O que eu temo é o que me atrai." Com essa lógica, a humanidade nascente procurou vencer, noutro tempo, por meio da ritualização e da intensificação da alucinação, o terror da natureza. Nesses "pequenos *hypes*", esse padrão de comportamento festeja sua ressurreição *high-tech*. "O que me rouba a atenção é o que vai chamar minha atenção, é para onde eu me dirijo. No que me torna inconstante, é onde vou buscar constância."

Dispersão concentrada

É inteiramente plausível caracterizar o TDAH como "distúrbio do pensamento".[53] Pensar une, o pensamento realiza todos os desempenhos diferenciadores apenas sobre a base de um desempenho elementar sintético, para não dizer alquímico: fazer com que os estímulos e os impulsos se entrelacem de modo que se unam em figuras interiores persistentes, em vez de meramente vagabundear pelo sistema nervoso a promover intranquilidade. Isso não dá bom resultado de imediato. Requer inúmeros processos repetitivos. Mas o início da formação de figuras interiores não é senão a abertura do espaço da imaginação. Primeiro a comunidade de atenção abre esse espaço.

A partir daí, é somente com a "revolução de nove meses" que entra também em funcionamento, diretamente, o que Freud chamou de "processo primário": aquele emaranhamento do vivido com imagens interiores, tão bizarras quanto aliviantes, no qual ele via principalmente três mecanismos em ação: condensação, deslocamento, inversão. Foi no sonho que ele analisou o processo primário, mas não convém negligenciar que chamou o sonho de "atividade primitiva do pensamento".[54]

Mobilizam-se, no caso, as forças elementares da alucinação, que, do ponto de vista filogenético, representam a forma germinal de todo pensamento. E são igualmente, sempre, forças da atenção. Só algo que retém, algo em que se permanece, pode ser duradouramente imaginado. A danificação da formação elementar da atenção danifica, portanto, a formação do sonho também. E assim não surpreende tanto que se observe em crianças com TDAH uma significativa diminuição de sequências oníricas bem delineadas, narráveis. Querer curar tais crianças, é o que me dizia uma engajada terapeuta infantil, é algo a que ela quase não se atreve mais. "Mas, se fosse possível, eu gostaria de só lhes dar alta da terapia quando ao menos tivessem me contado um sonho coerente."

É óbvio que esse fenômeno difuso, para o qual "TDAH" é mais uma designação embaraçosa do que um diagnóstico patológico seletivo, em absoluto não pode ser compreendido adequadamente sem uma perspectiva teórico-cultural abrangente. O TDAH, na verdade, não é simplesmente uma doença em ambiente saudável. Ao contrário: só quando já existe uma cultura do déficit de atenção é que existe o TDAH. Seu emblema é "dispersão concentrada":[55] concentrar por meio de bilhões de mínimos choques audiovisuais a atenção humana sobre algo que a está desgastando. Essa é a lei do déficit de atenção, cuja dinâmica se propõe penetrar nossa inteira cultura. Proteger-se de seu efeito é possível; ela é passível de ser reduzida, mas – em futuro previsível – não desativada. Pois a dispersão concentrada é um mecanismo que a si mesmo se reforça. No dilúvio de impulsos com que a alta tecnologia nos rodeia e que estão a demandar nossa atenção, só quem causa mais sensação do que outro tem chance de ser percebido. E assim é preciso ter claro: de acordo com avaliações cuidadosas, mais ou menos uma em cada seis crianças alemãs é atingida por isso que atende pelo nome de TDAH – é apenas uma *ouvertüre*: um início, uma preparação, anúncio, antecipação de temas centrais, sem que se torne já, de modo preciso, visível o que virá – exatamente como na música.

No caso, o que está em curso provoca reflexões sobre princípios da teoria da repetição. Como reincidente, o *Homo sapiens* conseguiu formar um singular sistema de elaboração dos estímulos. Em incontáveis impulsos à repetição, que a maior parte de seus primórdios exigiu, ele nunca mobilizou forças de condensação, deslocamento e conversão conhecidas com o objetivo de imaginar o horror traumático, abafar, limitar, contornar, sintetizar e, assim, finalmente desenvolver sua imagem difusa no universo interior da representação.[56] E então veio a maravilha de uma imaginação técnica e realizou tudo isso com espantosa facilidade, a um toque de mão: pela captação de luz sobre superfícies quimicamente preparadas.

Mas com isso uma nova espécie de compulsão à repetição se abateu sobre a humanidade. Um maquinário audiovisual tecnicamente aperfeiçoado trabalha em tempo integral, repete sem cessar a irradiação de seus aclamativos impulsos de atenção, mas essa irradiação não repete mais processos de movimentação do tipo que se sedimenta em rituais e hábitos. Ao contrário: ela os dessedimenta. A excitação traumática que outrora impulsionava no sentido da formação e repetição de rituais, o desejo de se livrar dessa excitação e encontrar repouso – tudo isso é estranho à compulsão à repetição técnica. Ele funciona de modo meramente mecânico; sem dor, sem cansaço, sem desejo, sem objetivo. A tremenda força de sua simplicidade e de sua autossuficiência coloca em andamento nada menos que a inversão da lógica da repetição humana. Até a Idade Moderna, esta se resumiu à reversão da escalada, à sedimentação, à tranquilização. Agora a imaginação técnica se volta contra a imaginação humana e faz o seu caminho ao contrário.

Repsicotização

A imaginação técnica seduz por serem suas imagens autênticas, sensuais, apresentáveis, cópias da realidade exterior que também podem ser movidas diretamente para fora. Com isso, ela envergonha a imaginação humana, que sofre com a palidez e o caráter não apresentável de suas imagens. Mas ela faz ainda mais: retira uma das maiores aquisições da imaginação humana: a diferença entre alucinação e representação. Alucinações são, de acordo com a clássica definição de EgonBleuler, "representações não reconhecidas como percepções",[57] tornadas por assim dizer recidivas. Pois representações estáveis, que mutuamente se apoiam e se mantêm, "sabem" que são imagens interiores destacadas da percepção. Mas do ponto de vista filogenético esse descolamento foi um longo processo, com milênios de duração, em cuja fase inicial as imagens da representação em certa medida ainda se mantinham coladas às imagens da percepção e, com isso, se confundiam em meio à multiplicidade. As representações começaram, todas elas, como alucinações, destas tendo que aprender primeiro a se distinguir. São alucinações cultivadas para além de si mesmas: imagens interiores de alta volatilidade. Continuam a ter até um fundo alucinatório, de cujas irradiações imagéticas se alimentam, mas que normalmente só se faz notar quando a consciência desperta se retira, portanto, no sono. Nós sonhamos então: temos representações que não reconhecemos como percepções.[58]

Qualquer um tem alucinações durante o sono. Outra coisa é quando elas se imiscuem na consciência desperta e passam a concorrer com seus padrões. Surge então aquela cisão mental que denominamos "psicótica". As psicoses fazem recordar de onde surgiram as representações. Seu surgimento a partir das alucinações foi uma primeira "saída da menoridade", um processo emancipatório, de edificação interior do espaço mental e de sua autonomia em face do mundo exterior, que, em geral, não merece a devida estima. Mas, com isso, as imagens mentais se tornaram pálidas e voláteis como nunca antes. Também isso as psicoses fazem lembrar quando se imiscuem com violência sensual na consciência desperta e estraçalham seus fios de pensamento abstrato.

Loucura ainda maior é que justamente um produto de ponta da invenção moderna tenha se transformado em surpreendente aliado da psicose: a máquina de imagens. Apenas pessoas com capacidade de representação e abstração bastante desenvolvida podem ter engendrado uma imaginação técnica. E o que é que ela faz já no momento em que se apresenta? Ela se volta contra seu criador. Por meio de uma torrente de imagens fartas, tensas, intrusivas, fazem com que as representações reconheçam a própria palidez, questionando-as: quem vocês pensam que são, hein, caras-pálidas? Que tal renderem-se logo de uma vez? Documentais ou ficcionais, isso não importa, as imagens do cinema penetram com intensidade alucinatória no observador. Queira-o ou não, ele as vê pelo olho mecânico de uma câmera, cuja imagem é também a sua imagem. Não precisa pedir a outrem que lhe conte o que viu para em seguida imaginá-lo; ele vê a imagem interior do outro, ela mesma. A câmera não distingue entre imagem interior e exterior, entre representação e percepção. Ela funciona, em certa medida, no nível psicótico. Quem entrega seu olhar ao olhar da câmera penetra num cenário de sonho voltado para fora, tecnicamente clarificado – um cenário que outros já sonharam por ele. Não precisa mais realizá-lo por meio de condensação, deslocamento e inversão de motivos latentes e, por isso mesmo, pode descansadamente participar do sonho, porque, do sonho, esse cenário só deixou permanecer o lado exterior: seu conteúdo manifesto. Nenhuma dúvida de que o cinema, por seu tipo especial de semelhança com o sonho, abriu uma nova dimensão da experiência do mundo. Para suas grandes obras vale, sem restrição, a famosa definição de Paul Klee: "A arte não reproduz o visível, mas torna visível."[59] Só que a um preço elevado. Mesmo em suas maiores obras, a imaginação técnica não faz distinção entre alucinação e representação – e colabora obrigatoriamente em desabituar a imaginação humana dessa distinção. Ela tem uma tendência repsicotizante.

Seus primórdios podem não ser nada dramáticos. Mas fenômenos como a evidente aproximação dos jornais às revistas ilustradas, ou a crescente falta de vontade e incapacidade dos estudantes em acompanhar uma aula que não tenha o suporte das imagens, são fortes indícios de que a carência de percepções que acompanhem representações está em drástico crescimento. Docentes usam-na de livre e espontânea vontade, ao imediatamente projetar uma foto de cada autor que citam em suas apresentações em Power Point, para que as pessoas possam "imaginá-lo". É extremamente pertinente que pacientes queiram mostrar fotos de suas famílias no iPad, para que o psicanalista possa "imaginá-la". No caso, chegamos já ao estágio em que as representações se tornam insuportáveis, se não puderem imediatamente se apoiar em percepções. A singular aquisição da representação, de poder tornar igualmente presente o que não vê – e só assim funciona a memória humana –, transforma-se num fardo. Representações são acometidas de uma necessidade de regressão – do desejo de não mais precisarem distinguir-se das percepções, de, nelas, na verdade desaparecer.

Se a recaída na indiferenciação de representação e percepção ficasse restrita ao repouso de algumas horas no cinema. Fases de regressão, de um mergulhar distenso e distraído num estado em que lúdica e reciprocamente se confundem os contornos de imaginação e alucinação, disso todo mundo necessita, justamente para preservar a capacidade de lidar com a realidade; do mesmo modo como todo mundo precisa de sonho, que Freud uma vez caracterizou como psicose inofensiva.[60] O problema é a dispersão concentrada: o regime. Em grandes filmes, este festeja seus momentos de glória. Nos sedimentos do cotidiano, a reaproximação da representação às alucinações assume a figura de lamento e miséria. Disso dão testemunho as crianças com TDAH. Quanto mais elas são atraídas para a televisão e o computador, mais suas representações se reduzem a meros apêndices do que estão a vivenciar e a desejar. E no que se entregam a esse aqui-agora e nele melhor ainda podem imergir, quanto mais inquieta a cintilação e o estremecimento, mais elas se aproximam de um novo tipo de devaneio – não aquele introspectivo resultante de um ruminar distraído, quando suas representações se afogam em imagens e por momentos adquirem plasticidade alucinatória, mas um devaneio frenético, no qual os estados de sonho e vigília de tal forma se interpenetram que o implicado nem chega mais a sonhar intensivamente nem alcança um comportamento desperto para alguma possibilidade de estruturação. Quando o espaço mental de representação, portanto, o espaço interior de vigília, deixa de adquirir volume apreciável, tampouco o alcança mais o espaço do sonho. Ele não mais submerge num *backoffice* mental, em que são elaborados os restos diurnos que a consciência desperta deixou sem elaboração, de modo a poder ter lugar algo de que o sistema nervoso humano precisa não menos que do sono: a retenção mental.

Retenção

As antigas escolas autoritárias puniam crianças rebeldes retendo-as. As crianças tinham que permanecer na escola além do tempo previsto. Hoje, felizmente, isso não é mais permitido. Mas as crianças continuam a ser retidas: onde quer que se façam deveres de casa. Seu sentido é que aquilo que foi trabalhado em classe se assenta por meio de repetição, retificação, variação. E, quanto menos se assimila o conteúdo nas aulas, mais tempo se fica retido sobre o dever de casa. Que nem sempre se tenha vontade de fazê-lo, é bastante natural. Mas outra coisa é quando o aparelho sensoriomotor é incapaz de suportá-lo. É quase tão fatal quanto não poder dormir ou sonhar e toca o nervo da hominização. Não foi senão por esse meio, quer dizer, pela repetitiva reelaboração do que não dominava, que o *Homo sapiens* chegou outrora à cultura. Uma cultura que não pode mais se deter sobre o que não domina, desiste de si mesma.

Aprender a fazê-lo e ter tempo livre para fazê-lo é o fundamento de toda formação. Professoras de jardim de infância e da escola primária que com muita paciência e calma praticam os ritmos e os rituais comuns em cujas esteiras transcorre o tempo que dividem com as crianças que lhes são confiadas; que se recusam a adaptar a aula a padrões de entretenimento da televisão com a troca contínua de método; que reduzem o uso de computadores ao mínimo necessário; que ensaiam com as crianças pequenas peças teatrais, que lhes oferecem um repertório de versos, rimas, provérbios e poemas que, mesmo decorados, são ditos com ponderação e entendimento; que não se valem permanentemente de planilhas, mas fazem com que os alunos registrem o essencial com capricho num caderno: são elas os membros da resistência de hoje. A cópia de textos e fórmulas, outrora um sinal muito comum das escolas autoritárias, de repente se torna, diante da agitação geral da tela, uma medida de concentração motora, afetiva e mental, de exame de consciência, talvez até uma forma de devoção. E quanto mais cedo é praticada a atmosfera dessa devoção profana, tanto menos as aulas corretivas precisam compensar os defeitos de TDAH. Nas palavras de Nicolas Malebranche: "Atenção é uma oração natural." Tornar as crianças capazes de orar, nesse sentido figurativo, capazes de imergir em alguma coisa, de modo a se esquecer de si mesmas, mas justamente tendo nisso uma noção do que seria o tempo preenchido: essa é talvez a mais urgente tarefa educacional de nossa época.

2

Estudos Rituais: esboço de uma disciplina escolar

Esclarecimento prévio

Há muito tempo eu vislumbro uma nova disciplina escolar. Não, não uma disciplina a mais, a ser introduzida à força na sobrecarregada grade disciplinar, tal como determinados lobbies se apressam em inserir informática e economia já na escola, para poder recepcionar os jovens na familiaridade com o computador de acordo com a mentalidade econômica desejada pelo mercado de trabalho. Trata-se, muito mais, de uma disciplina que venha a se colocar de viés em relação à divisão em disciplinas existente e que a ela possa conferir uma nova orientação. Ela introduziria no cotidiano escolar um eixo de desagravo e tranquilização, ao longo do qual possam se fortalecer as energias contra o déficit de atenção que se alastra. Toda criança possui essas energias. Cumpre reuni-las e fortalecê-las estruturalmente. O que me ocorre é uma disciplina da concentração, pois, que eu provisoriamente gostaria de chamar Estudos

Rituais [*Ritualkunde*]. O nome pouco importa; pode dar lugar a um melhor. Por enquanto, importa apenas o que se pretende com ela.

Rituais são repetições coaguladas, codificadas. Suas formas mais antigas surgiram do pavor. Por sorte, conseguiram se livrar dele. Hoje eles não estão mais condenados a tornar presente um sagrado arrepiante, sedento de sacrifícios. Eles podem assumir formas temperadas, na verdade amenas, por assim dizer, e girar ao redor de algo bastante profano: uma encenação, um discurso, uma refeição. E, todavia, neles segue afixada, indelével, a marca de sua origem sagrada. Têm sempre algo de festivo. Festejar significa deixar o cotidiano, entregar-se a uma esfera que dele se acha segregada: num espaço especial (*besonder*) ou ao menos especialmente acondicionado e numa disposição de ânimo especial, "elevada". Pois "segregado" (*abgesondert*) é também o significado original tanto do hebraico como do vocábulo grego que traduzimos por "sagrado", e uma atmosfera dessa condição especial (*Besonderem*), uma aura, cerca o mais modesto ritual realizado no círculo mais ínfimo. Há muito tempo não são mais os grandes grupos confessionais a se reunir para um ritual. O prolongado café da manhã de domingo, com toalha de mesa limpa, velas e pequenas iguarias, e que não acontece no restante da semana, indubitavelmente possui algo de ritual, mesmo que sejam só dois ou três a fazê-lo juntos e nenhum dos participantes lhe atribua um sentido mais elevado. Onde termina o ritual e começa o uso, o hábito, é uma questão burocrática. Todos os usos, costumes e hábitos são rituais degradados, gastos, tornados mais ou menos profanos.

Nesse sentido, seria um bom acordo linguístico chamar a carência de estruturas fixas de repetição no dia a dia escolar, há muito deplorada por pedagogos afeitos à reflexão sobre a carência de rituais. Existe já uma considerável lista de escolas que a combatem programaticamente. Regras fixas são introduzidas. Estabelece-se, por exemplo, de comum acordo que: "os professores [...] erguem a mão aberta para a classe, na altura dos olhos, assim que aumenta o volume sonoro, e só quando a mão tiver baixado é que a comunicação terá prosseguimento". "Ou: os alunos recebem a tarefa de vigiar, com a ajuda do sino, o volume do som." "O gongo no começo de uma aula promove silêncio coletivo e reflexão sobre o que agora vai acontecer. Só a um segundo toque deve a aula ter início. No conselho de classe, são discutidos e decididos acordos para o comportamento em sala de aula, em seguida todos os alunos se dão as mãos e reforçam o desejo de observar os acordos feitos." "Certas escolas depositam grandes esperanças na força da encenação e no efeito dos rituais como autodisciplinamento da comunidade escolar. Pode chegar até o ponto de que, literalmente, todos os âmbitos da escola, que afinal podem ser submetidos a um controle, sejam marcados por procedimentos ritualizados correspondentes." "Uma escola, por exemplo, decidiu uma agenda, com a qual deve ser determinado o que é mais importante no comportamento desejado e, por sua vez, tornar-se-á respectivamente uma das instruções de tema para uma aula de reflexão."[1]

Agora é até inevitável que, sempre que um professor surge diante de uma nova classe, seja necessário primeiro decidir regras elementares de tratamento, e não pode causar nenhum desconforto se todos os participantes reforçarem, festivamente, a vontade de cumpri-las. Mas é decisivo o modo como essas regras serão então preenchidas com vida. Rituais são muito mais do que meras regras. São processos vividos de repetição, nos quais, se não quisermos dobrar as crianças, nós podemos introduzi-las quando elas próprias sentem por eles certa tendência. Numa interpretação livre de Marx: "Não basta que o pensamento tenda à realidade, é preciso que a realidade mesma tenda ao pensamento."[2] Mas isso será praticamente impossível enquanto determinados dogmas pedagógicos tiverem vigência. No tempo em que os professores apresentavam o material da aula de ponta a ponta como um monólogo, despreocupados em relação ao tempo que as crianças conseguiam permanecer sentadas e atentas, e sem lhes abrir espaço razoável para perguntas e para que se confrontassem pessoalmente com o exposto – nesse momento houve a conclamação à mudança de métodos. Com inteira razão. Mas, nesse meio-tempo, as pessoas se esqueceram contra o que a conclamação se voltava. A mudança de métodos, em si, é tida como boa. Os estagiários que, no concurso para ingresso no magistério, não tenham mudado de método quatro vezes dificilmente poderiam contar com uma boa nota. A mudança de métodos ganhou autonomia; ela serve para estabelecer, na escola, a lógica de interrupção do cinema, a equiparação da aula aos padrões de entretenimento da televisão. O excessivo monólogo professoral ficou sendo uma raridade, mesmo porque, para isso, muitos colegas simplesmente não dispõem de perseverança. O problema, hoje, é muito mais até onde afinal eles ainda são capazes de concatenar e apresentar algo com vivacidade, sem de saída enfeitá-lo com figurinhas, citações ou musiquinhas.

Do ponto de vista pedagógico, nem sequer se deseja mais o professor como narrador, que sabe fazer com que, fascinadas, as crianças ouçam uma história pela duração de dez a quinze minutos. Seria, na verdade, instrução direta. Nela as crianças meramente ouvem, sem que elas próprias façam alguma coisa. E onde fica, no caso, a mudança de métodos. Esse ouvir-ler comum, esse exercício elementar para imergir em algo, persistir em algo, tomar parte em algo, é ostensivamente sacrificado ao ativismo. Quanto mais o professor se torna incapaz de imprimir a sua aula um bem dosado suspense monológico, mais devotadamente ele aponta para a mudança de métodos. Ele cobre a nudez de sua própria inconstância. Mas enquanto está a segui-la como a um dogma e parte para cima das crianças com constante "mudança de lugares e ângulos", e isso, supostamente, porque a atenção delas não se deixa mais prender de outro modo, ele próprio se inclui entre os provocadores de inquietação em sala de aula. Acordos e gongos para a regulagem do volume, no caso, são de pouca valia.

Desregulamentação

Estabelecer regras é apenas um começo. Ter consciência dos rituais, ao contrário, é um *know-how*: saber como se introduzem estruturas de repetição na aula, de modo que sobre seus fundamentos tranquilos ela possa progredir constantemente. Quando não criamos nós mesmos tais estruturas, acabam se instalando outras, com as quais nem sempre estaremos satisfeitos. A começar pela pontualidade. Hoje sinônimo de mesquinhez e impiedade, no Estado autoritário alemão [*Obrigkeitsstaat*] ela foi um fetiche; e, segundo seus padrões, os nazistas promoveram até aniquilações em massa. Não é o que pretendemos ser. Assim, o professor que só entra na sala cinco a dez minutos depois de iniciada a aula está a sinalizar: pontualidade não vem ao caso. Tampouco pode ele, com um mínimo de credibilidade, exigi-la dos alunos. O fato é que ele se encaixa numa tendência. Na era dos celulares, a maior parte das convenções relativas à pontualidade se tornou passível de revisão. "Oi, chego quinze minutos atrasado, também não precisa se afobar", esse ficou sendo um dos recados telefônicos preferidos. Horário flexível e administração individual do tempo certamente trouxeram mais liberdade de movimento, mas também o estresse de ter que negociar constantemente horários e locais de encontro.

A nada disso a escola está imune. Ela se apresenta como um bastião anacrônico. Nela devem todos aprender e fazer pausas ao mesmo tempo; por que, afinal? Por que não permitir a cada criança seu ritmo individual de aprendizagem? O *hit* pedagógico do momento, sobretudo nas escolas básicas, são os assim chamados planos diários ou semanais. Disponibiliza-se determinada quantidade de folhas de trabalho, que cada criança deve elaborar com prazos estabelecidos em dias ou semanas; a ordem e o ritmo ficam por conta de cada uma delas. O professor cuida dos visivelmente retardatários, auxiliando-os, e dos adiantados, oferecendo-lhes desafios suplementares (o mais das vezes novas folhas de trabalho), enquanto os demais solucionam, eles próprios, suas tarefas. Assim, o apoio individual e a aula geral devem obter êxito concomitantemente. De fato, o professor estimula, sobretudo, o nivelamento do grupo. Secretamente, realiza ainda mais: experimentando formas prévias de elasticidade horária no trabalho. Não há motivo para que os expeditos tenham que permanecer em classe além do tempo necessário; cabendo perguntar por que não podem chegar mais tarde e sair mais cedo. Estar constantemente rodeado de outras crianças, que fazem algo diferente do que você mesmo está fazendo, por certo não é um estímulo à concentração. Que outros já tenham terminado, enquanto você mesmo ainda está em ação ou divaga, pode até ser que aumente o estímulo para que alguém se apresse, mas não o interesse pela coisa. E quando o plano diário ou semanal foi cumprido, um novo se apresenta. Conferir detalhadamente os resultados do que foi realizado ou mesmo fazer com que sejam revistos em conjunto, disso nenhuma carga horária será aliviada.

Com isso, aliás, talvez aprenda a elaborar seus temas aquele que preenche uma folha de trabalho depois da outra. Mas a resposta correta ou a cruz no lugar certo significa que o assunto já foi compreendido? Isso só se verifica quando, reunidos, os alunos fazem com que suas soluções se traduzam no contexto de suas próprias palavras. Mas essa conexão repetidora, fixadora e compreensiva, sempre retomada com a linguagem, é tanto menos previsível quanto a concentração conjunta num tema que, de fato, como mostra a experiência, ocorre com mais facilidade do que a concentração individual.

Planos diários e semanais são medidas de desregulamentação. Elas favorecem a penetração da práxis e da mentalidade do tempo móvel de trabalho no cotidiano escolar; reduzem o esforço comum em conteúdos, restringem a interação entre o escrito e o oral (folhas de trabalho *são preenchidas* e não se aprende nem a escrever nem a falar racionalmente); e fortalecem a tendência à equiparação do "oral" com discussão e aprendizagem social e do "escrito" com preenchimento e cognição – algo que alunos e pais não raro costumam traduzir da seguinte forma: o oral é tagarelice, o escrito é conhecimento. Planos diários e semanais agem em nome do fomento e do desenvolvimento individuais, sobretudo no moderno gerenciamento do tempo e dos procedimentos especializados, portanto, naquilo de que o mercado de trabalho necessita; mas quanto do entendimento do mundo fica de fora é, no caso, algo que permanece em aberto.

Mas esses planos oferecem certamente uma ordem, até mesmo rígida de certo ponto de vista. Determinadas cotas de tempo são previamente planejadas; mobilidade é prevista apenas dentro desses contornos. Do ritual permanece apenas o molde enrijecido. Seus contornos não se formam por meio de repetições concretas; a forma funciona antes tão somente como invólucro exterior de procedimentos interiores desregulados, é provável de acordo com o padrão segundo o qual firmas modernas organizam seu trabalho. Objetivo e prazo são estritamente preestabelecidos, mas o que se executa é indiferente; não se estabelecem, neste caso, limites às preferências individuais. Sabe-se que essa espécie de individualismo elevou de forma abrupta a inquietação interior dos implicados. Estresse e insônia tiveram aumento significativo.[3] Seu avanço subsequente em direção ao bastião anacrônico da escola deve, de preferência, ser evitado. Só enquanto preserva certos anacronismos é que ela realiza mais do que praticar os imperativos de flexibilização do trabalho. Por isso mesmo, exige estruturas de repetição que forneçam suporte e tranquilizem.

Essas estruturas nunca são destituídas de coerção; pô-las em prática tem sempre igualmente algo de disciplinar. A famosa questão de Immanuel Kant, "Como cultivo a liberdade sob coerção?",[4] paira irresoluta acima de todo esforço pedagógico. É justamente a questão-chave dos Estudos Rituais. Seu negócio é a coerção, que está a serviço do livre desenvolvimento. Nos invólucros rituais da desregulamentação ocorre o contrário; nele, o livre desenvolvimento está a serviço da coerção. Por isso, há que distinguir entre rituais desregulados e rituais preenchidos – e também não confundir Estudos Rituais com um "Elogio do Ritual", como se meramente se tratasse de outra etiqueta para aquele *elogio da disciplina*[5] que uma pedagogia reacionária, no sentido literal da palavra, gosta de cantarolar em tempos recentes. É inteiramente correto que, sem disciplina, nenhuma aula razoável pode ser levada a cabo. Mas a disciplina como tal não é louvável; depende de como e com qual finalidade ela é praticada. Tampouco os rituais são bons em si mesmos. Seus primórdios foram até mesmo terríveis. No entanto, sem estruturas rituais, nada de bom se pode esperar da educação e do ensino. O essencial é que elas não funcionem como fim em si mesmas, mas como aparelhos de ginástica da liberdade.

Aula no ensino fundamental

O que aqui se denomina Estudos Rituais começaria, na melhor das hipóteses, já no jardim de infância e tem por escopo acompanhar os alunos desde a escolarização até o exame final [*Abitur*]. Mas em consistência e dosagem variadas. Refletir sobre o significado e o alcance dos rituais com alunos do ensino fundamental faz pouco sentido. Nesse caso, cumpre primeiramente construir estruturas de ritual. As próprias crianças absolutamente não precisam ainda saber o que é isso – ao contrário dos professores. Os

Estudos Rituais não precisariam ser uma área específica de estudo para futuros professores do ensino fundamental, mas tão somente um dos focos de sua disciplina principal: a Pedagogia. Esses futuros professores não deveriam sair do ensino superior sem ter concluído uma pequena arqueologia do ritual e conquistado familiaridade com suas manifestações nas comunidades arcaicas, bem como, com o auxílio de exemplos instrutivos, com a lógica de seu temperamento e profanação – e sem ter aprendido, o mais tardar no período de estágio, como tornar produtivo esse conhecimento para a construção de estruturas rituais. Mas para isso precisam ainda de mais uma coisa.

Rituais são, originalmente, algo de "espontâneo": surgidos sem planejamento.[6] Ninguém os tramou e, então, impôs aos demais ou submeteu a escrutínio; o mais certo é que muitos terão colaborado em sua constituição, ainda que não na mesma medida nem segundo um procedimento regulamentado. Em comunidades arcaicas, tampouco eram todos igualmente fortes e inteligentes. Os rituais não são destituídos de violência, sendo sempre performances comunitárias sem autor identificável. Por isso se diz ocasionalmente que o "espírito" de cada coletivo foi, de fato, por ela criado. Um inventor do ser humano ou do sacrifício animal é tão passível de ser nomeado quanto um inventor da escrita ou do tijolo queimado. Mas há outras manifestações espontâneas: contos de fadas, cantigas populares, provérbios, sobre cujas formas primevas tampouco alguém pode individualmente reclamar direitos autorais.

São formas espontâneas da fala e do canto, que só por meio do falar e do cantar conjuntamente repetido adquiriram o contorno fixo para se tornar transmissíveis de geração a geração. Seu surgimento tem tanto algo de ritual como de infantil, embora sua força motriz tenham sido adultos, cujo interesse não era criar especialmente algo para crianças, e certos contos de fadas são tão atrozes que deles as pessoas acham melhor poupar as crianças pequenas. Não obstante, esses adultos eram mais infantis do que nós, que fazemos parte de uma civilização técnico-científica. No universo deles, tinham espaço quantidades de seres fabulosos, nos quais adultos esclarecidos não conseguem mais acreditar de maneira ingênua, mas que, filogeneticamente, se colocam entre os precursores do moderno pensamento causal. Falando de modo psicanalítico, poderiam ser chamados de "objetos transicionais",[7] e exatamente de objetos como esses é que as crianças precisam em sua aprendizagem da realidade *high-tech*, tão sóbria quanto difusa. Ursos de pelúcia e bonecas são essenciais companheiros de jornada, sendo os seres fabulosos dos contos de fadas seus camaradas. Não se trata de criancices, nada de fofuras. De forma conjunta, adultos os engendraram para seus semelhantes, tal como o inteiro universo onírico dos contos de fadas, que oferece uma inimitável mescla de concepções pueris e seriedade. Por isso, eles se constituem em insubstituíveis pioneiros da aprendizagem infantil.

Não apenas o seu processo de surgimento aponta para estruturas rituais de repetição; também o seu conteúdo é atravessado por elas. Três vezes vêm a fada, o diabo, o Rumpelstichen,[8] e só na terceira muda o destino. Três estrofes tem a cantiga, três vezes surge o refrão. O número três, que obviamente começou como um número "sagrado" (três estações do ano, três momentos do dia, três dias de lua nova etc.), oferece a mais concisa e condensada forma para representar tanto a repetição como sua quebra. Pela repetição, para além da repetição: essa circunstância dialética se transmite de modo elementar em mágicas três vezes. Ela permite perceber o que é propriamente aprender: ruptura de um feitiço, não brincadeira ou info-entretenimento. Quando propicia "divertimento", quer dizer, satisfaz ou contenta, é porque supera uma barreira, capacita a criança a algo que a torna "maior". E "crescer" é seu desejo mais fervoroso.

Mas isso não é tudo. O universo dos contos de fadas não é povoado apenas de seres fabulosos. Também do ponto de vista social ele é um mundo passado: pré-moderno, preponderantemente agrário, simples e transparente. Camponeses, artesãos, reis são seus protagonistas. Eles desempenham papéis claramente definidos, como também marido e mulher. Sabemos o que se pode esperar deles. Neste campo social transparente desenvolve-se o enredo: como acidente, como desvio da regra. Mas com isso os contos de fadas cultivam[9] também uma sensibilidade fundamental para a História: que houve uma vez circunstâncias diversas daquelas às quais estamos expostos; mais primitivas, "mais pueris", nas quais as pessoas se orientavam com mais facilidade, podiam perceber com mais rapidez onde estavam; circunstâncias que permitiam pressentir que a perturbadora complexidade do nosso meio é constituída de um composto de partes constitutivas mais simples, formado pouco a pouco, e não algo meramente existente. E, sem rastrear na História um testemunho contra a imutabilidade do presente, por assim dizer, um *backoffice* do inacabado, que ajuda a se haver melhor com o agora, toda ocupação posterior com a História, por mais científico que possa ser seu ponto de partida, não passa de "um bronze que soa e um címbalo que retine".[10]

Mas quem ainda tem familiaridade com o universo dos contos de fadas, cantigas populares, rimas e brincadeiras infantis? Com a vitória triunfal do rádio e da televisão, dentro de duas gerações terá desaparecido essa familiaridade. De modo especial, em se tratando de aparelhos com os quais se cultivam a música, a narrativa, a representação. Não há que fazê-lo mais pessoalmente. E, assim, uma inteira tradição de formas espontâneas de expressão também se tornou estranha a educadores e professores, que, como "contêineres" da aprendizagem infantil, são difíceis de substituir. É verdade que os meios de comunicação, no lugar das formas de expressão que relegam ao desaparecimento, estabelecem uma profusão de novidades, mas sob as condições do novo regime de atenção. Toda noite vem uma história de ninar. Entre elas, algumas bastante encantadoras. Porém, uma vez contadas, elas desaparecem. Assim, por maior que seja o fascínio com que a criança acompanha cada uma das histórias – elas se sedimentam não aos poucos, como o recontado cara a cara muitas e muitas vezes; elas não se fundem num acervo mental que a qualquer momento pode ser ativado sem esforço e se acrescentam ao novo. Enlatados de vídeo e áudio podem ao menos repetir seu programa quantas vezes se desejar. Como patrocinadores de uma contação cheia de vivacidade, eles são prósperos. Mas costumeiramente devem substituí-la: fazer o que pessoas vivas não podem ou não querem mais fazer.

É aí que se impõe ficar de castigo. Primeiramente a professores e seus professores. Tampouco os professores de pedagogia deveriam se achar acima da necessidade de apropriarem-se, eles próprios, de um repertório básico de contos de fadas, canções, versos, rimas e brincadeiras que em sua juventude não circularam mais espontaneamente. E se ficam envergonhados por fazê-lo, porque se sentem destinados a algo mais elevado, talvez possa ajudá-los a lembrar que Theodor W. Adorno, um pensador que em absoluto não é conhecido pela tendência à simplificação, também como compositor reivindicou trabalhar com os meios musicais mais avançados e, não obstante, mostrava uma flagrante inclinação por musicar versos infantis. Não que seja possível cantar com crianças essas composições; de uma atonalidade altamente complexa, não são para todo mundo, só adultos podem interpretá-las. Pretende-se que eles, no caso, deem a suas próprias infâncias uma voz reflexiva, como Adorno de um modo geral entendia "que o que se realiza na vida pouco difere da tentativa de recuperar a infância, transformando-a".[11] A valorização da rima infantil é uma das âncoras secretas de seu pensamento. Adorno era hipersensível contra tudo quanto de longe apenas cheirasse a ideologia nacional,[12] mas versos como *"Ich und mein Kathrine lein"*[13] não entravam nessa classificação. Ele não perdeu de vista a distinção entre folclore [*Volksgut*] e nacional [*völkisch*].

Um repertório de espontâneas formas infantis de expressão não é de maneira alguma aviltante, sendo antes lamentável que dele retenhamos tão pouco. Para que isso acontecesse, o rádio e a televisão foram menos responsáveis do que o conformismo de seus usuários. Desse ponto de vista, minha geração foi se acomodando demais. Por detestar a memorização irrefletida que a escola nos anos 1960 muitas vezes ainda exigia, mais receptiva ela se tornou a slogans como "pensar criticamente em vez de aprender de cor". Como se uma coisa excluísse a outra; como se, por si mesma, a aprendizagem pela memorização fosse irrefletida – uma insinuação arrogante, que em pouco tempo a si mesma se culparia: por um repertório desnecessariamente escasso. E disso eu não me excluo. Tem algo de vexaminoso o retorno a espontâneas formas infantis de expressão caídas em desuso. É desagradável recuperar, como adultos, essa tralha infantil. Maior é a tentação de torná-la ridícula. É, aliás, tão fácil falar mal de pedagogos que memorizam versos infantis e cantigas populares e ironizá-los como novos adeptos do movimento jovem dos anos 1960, aves migratórias ressuscitadas. Eles precisam tanto ficar de castigo como criar um calo na alma contra o escárnio dos descolados e demasiado esclarecidos. A disposição para tal é um significativo critério de aptidão para futuros professores do ensino fundamental. Eles e seus formadores não escapam a um repertório básico de formas infantis de expressão. Tem que ser obrigatório, não apenas algo opcional com que possa se ocupar aquele que estuda alemão ou música. Desculpas como "eu não sei cantar" não contam. Cantar todo mundo sabe, tanto quanto falar. Cantar bem na verdade não se requer, e encontrar de maneira aproximada os tons em canções é como a soma mais simples; algo que se sabe sem estudar. Há que superar tão somente a primeira barreira: o sentimento de ser desesperadamente antiquado ao fazê-lo. O mesmo vale para os contos de fadas. Quem toma a consciência de estar reavivando com eles não populismos empoeirados, mas resistências contra o cotidiano *high-tech*, vai redescobri-los inteiramente atuais. O acervo de formas espontâneas de expressão se tornará um tesouro.

Fazendo-se portadores de um tesouro como esse, nas aulas introdutórias os professores poderão então efetivamente mover o eixo distensor e tranquilizador já comentado neste livro. Os Estudos Rituais podem se tornar práticos. Os princípios já de há muito se acham disponíveis a todos os professores cientes da necessidade de primeiramente, com tenacidade e esforço, exercitar os alunos principiantes em um novo ambiente. Eles precisam ganhar familiaridade com o pátio escolar e o toalete, e ainda mais com a sala de aula, aprender o que colocar no armário, o que acomodar na mochila, como organizar, como arrumar as coisas, como se reunir dentro e fora da sala, como pedir a palavra, distribuir material escolar, apagar o quadro, regar as flores e, não convém esquecer, como proceder com a lancheira. Comida e bebida demandam um cuidado próprio, para não dizer respeito próprio, não apenas no sentido de serem manuseados de forma cuidadosa e de que se evite engoli-los distraidamente (*fastfood*), como no sentido de aprender a conhecer e a valorizar alimentos benéficos e saudáveis. Isso tudo, e outras coisas mais, deve ser exercitado. Custa muita energia e tempo, mas todo o tempo que nisso se investir com empenho nas primeiras semanas e meses das aulas introdutórias trará resultados inestimáveis para o restante da vida escolar e além dela.

Para isso, os professores precisam de uma enorme dose de paciência, o que não se deve traduzir como "tolerância até os limites da dor", mas, sim, como "inabalável capacidade de repetição". Professores que não verificam recorrentemente se as tarefas de casa foram feitas, se todo o necessário está na mochila, inclusive um lanche razoável, são incapazes de criar estruturas robustas de repetição junto às crianças. Daí que o eixo desagravante-tranquilizador dos Estudos Rituais serve também de ajuda aos professores. A troca diária de saudações, todos postados no início do trabalho conjunto em sala de aula, não como obrigação disciplinar, mas como sinal de respeito. Se, em conjunto, uma cançãozinha for entoada ou uma rima for declamada, forma-se então, de maneira descomplicada e casual, um primeiro pequeno repertório, ao qual, imediatamente, outros elementos vão se acoplando.

"Aprender brincando", diz uma palavra de ordem corrente no âmbito escolar, e com ela o mais das vezes se entende ajeitar o programa segundo padrões de entretenimento, adoçar o amargor do empenho e do esforço com colherinhas de açúcar, torná-la mais facilmente consumível com um pouco de pantomima, imagens e piadas. Do ponto de vista dos Estudos Rituais, ao contrário, "aprender brincando" significa, sobretudo, aprender brincadeiras, aprender peças, fazer encenações e, aliás, com todas as repetições e esforços que isso demanda. E mesmo classes de principiantes podem já oferecer alguma coisinha. Cantigas infantis são já, em sua maior parte, pequenas óperas bufas, ou facilmente adaptáveis nesse sentido; sem muito esforço, exercícios de corrida, salto e equilíbrio se transformam em movimentos de dança; também para pequenos trabalhos manuais existem formas criativas de apresentação. Razoavelmente espaçados, digamos, uma vez ao mês, deveria fazer parte do cotidiano da escola fundamental um dia de exibições, no qual classes ou mesmo os pais apresentassem algo aos demais, e ainda que tão somente contassem histórias ou mostrassem lembranças da excursão da classe. Aqueles que exibem ou encenam algo estão, por assim dizer, em cena. Como conjunto, eles estão no centro, mas cada indivíduo é igualmente importante. Ele pode tanto arruinar a apresentação dos outros como a si mesmo se prejudicar, e isso, sem que qualquer tipo de censura tenha de ameaçá-lo, coloca-o sob uma pressão comum, que é algo qualitativamente diferente da mera pressão individual de concorrência e que, com poucas exceções, mais incentiva do que paralisa. É notável como muitas crianças que lutam para dar conta dos cursos de leitura, escrita e cálculo, nos ensaios e apresentações, desabrocham de verdade. É certo que às vezes pode também haver o contrário. Nem todos "apreciam" apresentações, mas, com certeza, nem todos "apreciam" o cálculo de cabeça, o que, em absoluto, não é motivo para que os relutantes sejam liberados.

Quem classifica o plano aqui sugerido sob ênfase exagerada da educação artística não entendeu do que se trata: fundamentação geral de estruturas de repetição, e quase nos vemos tentados a dizer, de moralidade. Aprender a apresentar algo significa também aprender a apresentar-se. Ensaios são, hoje em dia, medidas de emergência contra o alastramento do déficit de atenção, não o cultivo de um hobby artístico. O trabalho de memória e fala, a ser desempenhado no caso, leva adiante com outros meios a aula de alemão, o conteúdo da peça oferece elementos de conexão para a aula de conhecimentos gerais, a produção dos requisitos cai nas aulas de trabalhos manuais, têxteis e artísticos. Só a matemática não se deixa integrar tão facilmente. Nos dias de apresentações, porém, apareceria de modo explícito o eixo dos Estudos Rituais que perpassa todas as aulas.

Ler e escrever

Ler e escrever: não é de forma alguma indiferente por quais meios se aprende a fazê-lo, se listas de compras, recortes de jornais ou textos que realmente são "de importância" para o aprendiz. Quando, com a Reforma, se disseminou a obrigação escolar generalizada, a cartilha era a Bíblia. De que serviriam puerilidades, como um curso especializado de escrita e leitura, quando na verdade se dispunha do Livro dos Livros, portador exclusivo de bem-aventurança? E assim, para o bem e para o mal, foram impingidas às crianças passagens inteiras da Bíblia como puras palavras de Deus. Para retornar a tal prática, não existe a mínima justificativa. Mas uma coisa não pode ser negada. Quem aprendia a ler, ao mesmo tempo e em volume considerável, tomava conhecimento – também na escola primária – do documento fundamental de sua cultura, e o cabedal de conhecimento bíblico que hoje os formados em Teologia normalmente trazem para o exercício pastoral, possuíam-no, sempre, os formandos do ensino médio do século 19. Basta folhear, desse ponto de vista, a redação do exame final do mais tarde ateu Karl Marx.[14] Se juntarmos a esse cálculo o quanto vem crescendo entre intelectuais ateus, agnósticos ou indiferentes da Europa central a lamentação por conhecerem apenas de ouvir dizer o livro fundamental da cultura ocidental, ao passo que muitos de seus concidadãos muçulmanos sabem o Corão de cor e salteado, sem com isso despertar a impressão de não terem alcançado ainda a sociedade da alta tecnologia, uma questão torna a se impor com urgência: Com o que se deve aprender a ler e escrever? O que é "de importância" incontestável? Seriam as cartilhas disponíveis? Se assim fosse, elas dificilmente estariam sendo revistas e substituídas de modo constante.

O que falaria, afinal, contra o recurso a textos que em certa medida são congeniais ao processo elementar de repetição que constitui a aprendizagem da leitura e da escrita, igualmente elementares, obras de muitas repetições, atravessadas por muitas repetições? Por que não associar o curso de leitura e escrita preferencialmente aos contos de fadas? Sem nada de confessional, o que os irmãos Grimm compilaram não é menos um fundo cultural nosso do que a tradução da Bíblia feita por Lutero. De modo inteiramente não dogmático, é possível tomar os contos de fadas como ponto de partida, enriquecendo-o com narrativas semelhantes de épocas diversas, sem excluir as contemporâneas. Nem as narrativas bíblicas. Sem sombra de dúvida: na Europa central, crianças em idade de crescimento, seja qual for a confissão ou visão de mundo dos pais, têm que manter intenso contato com textos da Bíblia. A Arca de Noé, a Torre de Babel, a história de José: esses luminares da arte narrativa espontânea, tanto quanto somar e subtrair, eles fazem parte do cotidiano do ciclo básico. E de modo algum se apresentam como propriedade especial de uma aula de religião restrita a certo grupo religioso. Para crianças de cinco a dez anos de idade, "Deus" não é menos fabuloso que gênios da garrafa, fadas, duendes ou demônios. Em culturas marcadas pelo monoteísmo, Deus está entre os objetos transicionais centrais. Para onde conduz essa transição, se à igreja, à sinagoga ou à mesquita, se ao ceticismo ou à descrença: isso, justamente, a iniciação nos contos de fada deixa em aberto. Tratar os textos bíblicos como contos de fadas, material com que se pode ler e aprender, mas também representar, eis uma grande oportunidade para que crianças, professores e pais voltem a conhecer seus abismos e sua qualidade literária. E não há por que faltar às aulas por motivos confessionais, como não podem deixar de abordar e estudar os contos das mil e uma noites, nos quais "Alá" é quem comanda os destinos.

Vincular o programa de leitura e escrita com a aquisição de um cabedal de textos "significativos" espontâneos e propícios à representação é uma oportunidade singular. Ela não se repete. Que os alunos, no caso, de vez em quando aprendam palavras antigas, isso de forma alguma faz com que para eles o presente se torne estranho, antes faz ampliar seus horizontes, permite-lhes descobrir palavras estrangeiras no seu próprio idioma e lhes dá uma sensibilidade para os desdobramentos linguísticos.

Os pedagogos que a esse respeito imediatamente suspeitam exigência excessiva – que algo assim seria "hoje impossível de se fazer" – devem admitir que se lhes pergunte: por que não, afinal? As crianças eram mais inteligentes antigamente? Não, elas aprendiam sob estruturas de repetição amplamente mais estáveis.

Bem entendido: em si mesmas, as estruturas de repetição não são boas. Tampouco o nível de leitura e escrita é um valor em si mesmo – e, no entanto, é sempre um dos mais fortes indicadores para o exercício sensato das aquisições culturais. A palavra de ordem "agir de acordo com a criança", que se justificava plenamente enquanto crianças eram encaradas meramente como pequenos adultos, já de há muito se transformou em insinuação capciosa aos alunos. As pobres criaturas são sobrecarregadas com caligrafia latina, dizia-se havia algumas décadas. Eram julgadas demasiado estúpidas para delinear todos os arcos e rosquilhas que essa escrita prevê, sendo-lhes oferecida uma versão simplificada. Que com isso a escrita tenha sido aprimorada nem sequer os mais destemidos ousam afirmar. O contrário é o caso, razão pela qual, agora, a mais nova investida da burocracia educacional coloca também à disposição a "escrita inicial simplificada": toda criança deve escrever como queira; se em letra de forma, caligrafia latina simplificada ou antiga, não importa.[15] Sob o pretexto de franquear a cada criança, já no curso de escrita, seu espaço livre individual, essa investida desencadeia um efeito desorientador e desorganizador que não pode ser subestimado. Ele só capitula ante a constatação de que a escola cada vez menos consegue alinhar crianças no sentido de uma escrita básica unificada – com a pretensão de ser um progresso rumo à liberdade. Que ignorância em face do procedimento da escrita. Uma criança que aprende a escrever precisa, como nunca e com considerável persistência, concentrar habilidade motora e atenção numa pequena superfície. Nessa fase da aprendizagem, movimentos regulares e contínuos da escrita constituem um elevado desempenho de coordenação e concentração, e uma das principais alavancas no sentido de reunir imaginação [*Vorstellungen*] e raciocínio [*Gedanken*]. Naturalmente, uma criança só aprende a escrita depois de treiná-la por si mesma. Mas o menosprezo geral pela cópia é tão obtuso quanto o que sofre a memorização, e, tanto quanto a contínua mudança de métodos, ele promove inquietude e falta de atenção.

Cada qual pode escrever como queira; mas isso, aliás, é apenas o primeiro passo para algo diferente. Em breve, não só todos os alunos não conseguirão ler a letra do professor no quadro, pois, na verdade, não é mais a escrita deles, para não falar dos garranchos de certos companheiros de classe, aí será necessário outro "progresso": abolição da escrita e alfabetização no computador. E então ficará clara a diferença que faz se o indivíduo aprende a datilografar *depois* de escrever ou *em vez de* escrever. E uma última consequência: caracteres que as pessoas não sabem mais desenhar, mas tão somente ainda disparar com bruscos movimentos de dedos e constante alternância do olhar entre o teclado e a tela. O que isso significa para a consistência mental básica, à qual o precedente curso de leitura e escrita servia como cimento elementar, isso é ainda praticamente imprevisível. Aos poucos se evidencia todo o alcance do *insight* de Friedrich Nietzsche "[N]ossos instrumentos de escrita colaboram em nossas ideias."[16]

Também a reforma ortográfica da última década nasceu do espírito da insinuação, supostamente para vir ao encontro das camadas sociais que, com a ortografia vigente, estavam em pé de guerra. Só que algo decisivo, no caso, foi de antemão omitido. Como se juntam os sons, como se declinam palavras, como se formam frases e como o conjunto se reproduz em caracteres gráficos: esse é, em seus princípios, sempre um processo natural, nunca um processo lógico. Determinados hábitos são cultivados e se tornam padrões, mas outros também poderiam ter sido. Assim se fala e escreve na China diferentemente da Europa. Gramática e ortografia são, como a escrita manual, medidas destinadas a regular de modo ideal o prosseguimento de algo espontâneo, mas nenhuma regulamentação recebe do mundo o espontâneo e, nele, o momento arbitrário. E deu no que tinha que dar. A tentativa de modernizar e, por assim dizer, tornar democrática a ortografia, livre do arbitrário, lógica, transparente, assimilável a todos, resultou exatamente no oposto. Desde a reforma ortográfica, a insegurança ortográfica se multiplicou. Com uma cultura ou idioma, no entanto, só pode se familiarizar quem também desenvolve uma intuição para suas manifestações espontâneas, quer dizer, para suas estruturas rituais específicas, que de modo algum são isentas de arbitrariedade. Há que se aprender a valorizar suas idiossincrasias, caso se queira realmente conhecê-las. Em absoluto, nunca é cedo demais para promover o senso do espontâneo. Ele é o germe tanto da capacidade de observação como da capacidade de raciocínio. O pensamento lógico se desenvolve nos trilhos de estruturas de repetição espontaneamente exercitadas. Ele as amplia; ele as transforma. Mas a lógica não possui raízes lógicas. Por isso, nunca lhe será permitido afastar o não lógico, não mais do que o máximo de sua possível contenção. Nem mesmo o sistema decimal é na verdade lógica pura, tendo se imposto pouco a pouco contra modos espontâneos de calcular, que se orientavam pela conta dos sete dias da semana ou dos doze meses do ano.

Colóquio

Os Estudos Rituais, no sentido aqui exposto, em momento algum se impõem em detrimento dos programas de alemão, matemática e estudos sociais. Ao contrário, eles os enfeixam num contexto e, assim, mais do que apenas conhecimento, transmitem: sensibilidade para a força tranquilizadora e assimiladora da repetição significativa, para idioma, história e representação. Essa sensibilidade fomenta o desempenho, não sendo ela própria um desempenho passível de avaliação, mas uma espécie de húmus mental primário. Quando este fica faltando, depois não se pode simplesmente fazer uma reposição. Ele tem o seu tempo especial, irrecuperável: o "tempo axial" da escola fundamental, que, depois de quatro anos, chega ao fim. O eixo fez o que pôde. Um novo tempo principia.[17] Começa a puberdade, aquela fase extremamente difícil na qual as estruturas de repetição da infância enfrentam sua primeira crise. Elas perdem a obviedade e, no entanto, continuam a ser usadas. A criança precisa conseguir ater-se a elas e delas distanciar-se. São anos nos quais um eixo de ensino ritual abrangente deixa de poder ser cultivado como até então, já em razão do cânone ampliado de disciplinas e dos muitos professores, mas também porque os jovens, de agora em diante, não aceitam mais que determinados rituais lhes sejam impostos. Cantar juntos uma canção? Estamos fora.

Nesse momento, os Estudos Rituais também têm que mudar. Se nos primeiros quatro anos eles funcionaram, a disciplina especializada vai poder se alimentar de um farto repertório de estruturas de repetição exercitadas; basta seguir colocando-as em prática coerentemente, o que sob o signo da renitência adolescente costuma ser bem trabalhoso. Os professores, no caso, carecem de não menos perseverança e insistência do que no ensino fundamental, tão somente precisando legitimar-se pelo desenrolar do assunto da aula mais do que por si mesmo. Os professores especializados, aliás, não são necessariamente estudiosos dos rituais, mesmo assim, em certos aspectos, podem assumir a tarefa de mensageiros de professores do ensino fundamental e contribuir para que apresentações e exibições, que na escola básica tinham um forte acento teatral, agora se desencantem num procedimento habitual da aula especializada. As apresentações deveriam ser agora mais frequentes e rotineiras, tendo lugar em espaços menores e, na verdade, como colóquios. Não seriam colóquios burocratizados de professores, mas colóquios performativos de alunos. A classe "a", por exemplo, demonstra à classe "b" como calcula a circunferência do prédio da escola, como ornamenta o jardim ao redor, como funciona o corpo de bombeiros local etc.

A rotina contra a vergonha, no caso, é o lema. No período do primeiro acanhamento adolescente, expor-se tem um custo altíssimo em superação, mas é também especialmente útil no sentido da autodescoberta quando se consegue, e acaba sendo incomparavelmente mais fácil quando faz parte da escola de modo tão natural como fazer exercícios ou pedir a palavra quando se quer dizer algo. Nenhum aluno deveria poder se esquivar de se expor numa apresentação ou encenação. Aqueles que delas querem se furtar, na verdade, não ficam contentes; sentem-se socialmente impotentes; há que ajudá-los a sair dessa, dar-lhes os papéis e as tarefas com os quais o consigam, e, se não houver jeito, ao menos se tem o mais das vezes um indicador bastante confiável de feridas emocionais mais profundamente localizadas, que, de resto, também podem ser relevantes para o ensino. Em que medida exercícios e apresentações fazem baixar os custos de um diagnóstico psicológico precoce e de um tratamento, isso certamente ainda não foi investigado.

Condição para todos os colóquios bem como para as teatralizações é, naturalmente, que não sejam censuradas. Que há desempenhos para os quais tremendos esforços se envidaram, mas que não mereceram de imediato uma avaliação à altura, eis uma experiência para a qual o cotidiano escolar oferece cada vez menos espaço. Na apresentação, ela ainda pode ser vivida. Quem aprende a se garantir em público descobre algo que no conjunto da aprendizagem declina progressivamente: que censura não é tudo. Há desempenhos que são recompensados de outro modo, seja pelo fato de a experiência satisfatória trazer consigo a autossuperação, seja por provocar palavras e gestos de gratidão ou reconhecimento. Nas apresentações e encenações, as duas normalmente coincidem.

No caso, aprende-se a diferença entre aplauso e censura, que, *in nuce*, contém toda a diferença entre vida e escola. Quem se nutre das censuras, delas sugando sua inteira motivação, mas também sua inteira autoconsciência, logo entra em crise a cada atribuição de nota injusta; e professor nenhum calcula sempre corretamente. Distância em relação às notas é muito importante para a automotivação e a formação da personalidade. Precisa ser aprendida tanto quanto o cálculo de frações, mas não é uma habilidade passível de avaliação, antes uma espécie de bom senso básico, que pertence ao fundamento mental de todas as habilidades. Nenhum programa pedagógico o vê como objetivo de aprendizagem. O espaço das apresentações sem nota abre para elas, no entanto, consideráveis possibilidades de desenvolvimento.

É claro que se podem introduzir colóquios de improviso – por decisão da escola. Mas, no caso, posto que estabelecidos de modo externo, a questão é como conseguir preencher de vida seu interior, insuflar-lhes a naturalidade de que necessitam.[18] Algo qualitativamente diferente é quando eles crescem de uma práxis de quatro anos de escola básica, quando o eixo ritual, que durante esse período primeiramente teve de ser inserido no comportamento geral da escola, numa certa medida de dentro para fora, estabiliza-se com segurança e assume a forma mais densa, mais compacta e mais prosaica de um eixo coloquial. Então o colóquio, que deve começar de modo bem modesto e por si mesmo se tornar mais pretensioso nas classes mais avançadas, pode mesmo se tornar o fórum que assume a função axial – até chegar ao exame de conclusão de curso. O teatro e os jogos perfomativos não seriam por muito tempo mais o foco do dia a dia escolar, tão somente ainda seus cometas e pontos luminosos, e por mais desejável que seja seguir cultivando-o, o correto é a partir de então incluí-lo no "âmbito artístico", que deixa de ser obrigatório para todos.

Estruturas sociais

A transformação dos eixos rituais num eixo coloquial: essa seria a principal ocupação ritual nos quinto e sexto anos escolares. Se o trabalho preparatório nesse sentido foi sólido, os professores especializados não precisam de uma instrução específica nos Estudos Rituais. Eles apenas precisam ter compreendido o conceito teórico referente por trás dos colóquios e estar convictos de sua relevância para o cotidiano escolar geral; então eles seriam suficientemente competentes para desenvolver contribuições nesse sentido a partir de suas disciplinas. Mas na medida em que o colóquio se sedimenta como eixo ritual, ao mesmo tempo é preparado o terreno para outra transformação. O que ainda falta quase inteiramente nas quinta e sexta classes são palavras para a tensão entre pertinência ao grupo e individualização ou isolamento. Comunidades – família, classe escolar, círculos de amigos, agremiações – são vividas de dentro, mas ainda raramente percebidas de fora: como construções estruturais. Quando a aptidão para essa perspectiva externa adquire seus primeiros contornos, então o tempo está maduro para uma nova disciplina escolar. Habitualmente ela é administrada no sétimo ano: ciências sociais. Mas como se explica uma estrutura social? Analisando seu surgimento. Também os minerais e organismos possuem uma estrutura; fala-se de sua consistência química e, respectivamente, bioquímica. Mas os elementos de uma estrutura social não se ligam tão estreitamente como os de uma (bio)química. São pessoas que se ligam por meio de ações e, aliás, por meio de ações bastante determinadas, que os partícipes recorrentemente executam, até que elas transcorrem como que por si mesmas, tornando-se habituais, tendo adquirido um caráter ritual. Estruturas sociais são processos rituais que se tornaram tão automáticos que nem ocasionalmente sequer permitem perceber um resquício de festividade. E uma estrutura social é sempre mais do que uma soma de indivíduos. Ela faz frente aos indivíduos como algo de autônomo, que tem poder sobre eles e, no fim das contas, não passa de um poder emprestado, autonomia a crédito por assim dizer, que só tem existência pelo tempo que os dele dependentes não se cansam de, por sua ação, renovadamente produzi-lo e atestá-lo. Estruturalistas inveterados podem ter dificuldades com esta visão. Para eles, estruturas são algo de irredutível, originário, um ouriço que sempre ali está quando vem o coelho. Eles nada sabem da força fundadora da cultura a partir da compulsão à repetição – nada, tampouco, de sua força estruturante. Alunos, por sua vez, têm dificuldade com o estruturalismo e sua incapacidade de compreender o vir a ser das estruturas. Mas é disso que se trata, no caso. Compreender alguma coisa significa compreender como ela se tornou.

Por muito tempo as pessoas tentaram adivinhar aonde eu quero chegar. Eu sugiro reformular, do ponto de vista da teoria dos rituais, as estruturas sociais: como repetições solidificadas. Os complexos temáticos relevantes, previstos nos planos didáticos oficiais para estudos sociais, permitem-no não apenas sem maiores esforços – com isso ganham também um fio condutor comum, que, no caso, ao menos deve ser sugerido num exemplo apropriado às orientações gerais de Berlim-Brandenburgo para as turmas de sete a dez.[19] "Juventude e Política" é o título do primeiro grande complexo temático. Impossível torná-lo interessante sem chegar aos partidos políticos: como, inicialmente, eles se constituem em foros de expressão política; como então alguns de seus processos se autonomizam em aparelhos; como os jovens até se sentem desafiados à participação política, mas veem cada vez menos sentido em galgar posições ou desgastar-se em aparelhos partidários; como buscam possibilidades de participação em associações e organizações extraparlamentares, mas também nelas se veem confrontados com certos processos repetitivos que os levam a se questionar se melhor fariam abandonando a vontade de participação política direta ou se querem aceitar determinados custos estruturais a ela inerentes.

"Direito e Jurisdição" é a rubrica seguinte no programa escolar. Também ele pode ser interpretado pelo viés da teoria dos rituais. Do ponto de vista legal, os direitos são espaços abertos emoldurados, no interior dos quais é possível fazer e permitir o que se queira – eleger de acordo com a predileção por um partido, escolher uma profissão, aderir a uma comunidade confessional, comprar e vender etc. A moldura de um espaço jurídico aberto é uma estrutura. Ela o contém, e se acha codificada em leis. Leis, aliás, são deliberadas; são "estabelecimentos". Mas elas provêm de hábitos espontâneos, e estes dependem do ambiente. Leis sensatas se estendem, aliás, para além dessa dependência, mas desta elas jamais se livrarão. De acordo com as violações a serem prevenidas, desenvolvem-se então leis que serão respectivamente diversas de um coletivo para outro. Há distintas tradições jurídicas. Elas vivem de repetições solidificadas do direito consuetudinário. Por isso, as leis, por princípio, precisam ser até passíveis de revisão, mas, enquanto têm vigência, também intocáveis. Não por acaso, sentenças jurídicas se chamam "sanções", literalmente: santificações. Promulgações de sentenças são atos festivos, rituais, acontecem "em nome do povo", os circunstantes se põem de pé.

Não seria difícil perpassar também pelo viés da Teoria dos Rituais os complexos temáticos "Democracia como Forma de Dominação" e "Economia e Vida Profissional", bem como demonstrar, enquanto repetições solidificadas, as estruturas de separação de poderes e soberania popular, de mercado e movimentação financeira. O complexo temático "Comunicação e Mídia", que nas diretrizes consultadas surge quase ao final, como que por si mesmo conduz enfim ao ponto nevrálgico de toda a cultura do déficit de atenção: o conflito entre repetição ritualizante-tranquilizadora e repetição desritualizante-inquietadora. Existem, pois, boas razões para circunscrever a disciplina Estudos Sociais em

Estudos Rituais e para apresentar aos jovens, de um modo até aqui inusual, as estruturas sociais como uma espécie de plexo ritual, que os atravessa e afeta. Mas essa é somente a metade da surpresa. A ela se acrescenta ainda algo de decisivo: a região de origem do ritual, o espaço sagrado. Nele, na verdade, teve início outrora tudo quanto existe de especificamente humano, e tampouco no profanado ambiente *high-tech* desapareceram os espaços sagrados. E assim os Estudos Rituais chegam inevitavelmente àquele terreno minado do âmbito escolar, em que, na aula de religião – seja confessional ou neutra, bem como na ética filosófica (valores e normas) –, não cessam de se fazerem ouvir seus clamores.

Valores

Neste terreno não se pode fazer justiça a todos. E, sem dúvida, os Estudos Rituais levariam a ele um potencial de desintoxicação tal que não se deveria perder a oportunidade de uma verificação. Seu patrimônio inclui marcar, no processo de profanização, aquilo que une não de forma menos enfática do que aquilo que separa. Por mais profanamente que, de resto, encare o mundo, cada indivíduo possui um hábito qualquer ou atitude (e atitudes são hábitos mentalizados), que em hipótese alguma gostaria de ser ridicularizada, vale dizer, dessacralizada. E ninguém é tão invulnerável que em absoluto nada lhe seja intocável, "segregado", sagrado. Enquanto seres passíveis de serem molestados, frágeis, mortais, não é do mundo que recebemos o Sagrado – e, assim, tampouco da escola. A linguagem das autoridades escolares o exprime apenas de modo neutro. Em lugar do "santificado", ela fala em "valores" e, com isso, tem em mente não valores econômicos, mas éticos, portanto aqueles nos quais indivíduos ou grupos pretendem ter fundado seu "Ethos"– literalmente: comportamento. Para judeus, cristãos e muçulmanos, um Deus único é um valor como esse; para outros, a dignidade humana, a democracia, a vida, a compaixão, o amor. Um valor não exclui os outros; é possível ter vários ao mesmo tempo, mas fica-se então diante do problema que já antigamente enfrentava o politeísmo; há que se zelar pelo modo como se classificam e coordenam os diversos valores, para que uns não se interponham no caminho dos outros.

Mas se todos eles são algo de genuinamente ético, moral, então não passam de costumes interiorizados, condensados, espiritualizados. A postura em relação a eles não é nunca algo de interior; ela precisa se manifestar, mas não casualmente, diante da televisão ou telefonando. Para isso, mesmo a pessoa mais impetuosa requer um mínimo de condições rituais: um pequeno espaço de proteção, alguém mais próximo que garanta atenção e respeito, bem como uma entonação e gestos adequados a esse ambiente. E mesmo quando se trata não de posturas individuais, mas de religiões universais, com cujas ramificações somente especialistas possuem familiaridade, ainda assim existe algo como uma chave mestra ritual. De nada se deduz melhor a essência de uma religião do que de seus ritos centrais, os sacramentos. No cristianismo, o mínimo requerido seriam o batismo e a eucaristia; no sentido tradicional, talvez ainda o Pai-Nosso e o Credo. No islamismo, eles encontrariam correspondência nas "cinco colunas": a adesão a Alá e seu profeta Maomé, a oração cinco vezes ao dia, o jejum no Ramadã, a esmola e a peregrinação a Meca. Quem a partir dos sacramentos percorre os múltiplos documentos da respectiva religião e, neles, aprende a reconhecer aquilo que em seus sacramentos se prende como em um nó ganha também, afora o sólido conhecimento material, um olhar para a unidade na multiplicidade, e adquire um compasso metódico para mover-se de modo compreensivo em regiões desconhecidas do âmbito religioso mais próximo.

Estudos sociais têm a ver com estruturas; religião/ética, com valores: é assim que a administração escolar divide o mundo social. Mas essa divisão confere menos do que nunca com a realidade. Estruturas se revelam como valores exteriorizados; valores, como estruturas interiormente sedimentadas. Ambas são perpassadas por um nervo ritual comum. É ele que me permite sugerir uma síntese abrangente: a fusão de estudos sociais e religião/ética na disciplina Estudos Rituais – com o total de horas das duas disciplinas por ela assimiladas. Assim a disciplina Estudos Rituais se aproxima perfeitamente de uma disciplina principal. Estaria mais distante de ser neutra do ponto de vista confessional e, não obstante, muito mais próxima das pretensões confessionais das comunidades religiosas do que qualquer aula sobre valores em separado para não crentes. Pois a disciplina Estudos

Rituais, de antemão, coloca fundamentalmente em questão a separação abstrata entre sagrado e profano.[20] Os jovens, que em seus quartos penduram grandes pôsteres de seus ídolos pop, que em seus fones de ouvido só ouvem a música deles, que no penteado e nas roupas querem ter com eles a maior semelhança possível e, engajadamente, imiscuir-se em seus fã-clubes na internet: fazem algo diferente de movimentar-se num espaço litúrgico, provido de ícones e reunir-se com outros em torno de um santo? Os fãs, que com seu time de futebol custeiam a dispendiosa viagem ao estádio inimigo, vestidos nas cores de seus emblemas e munidos de instrumentos de sopro e percussão que se somam a sua altissonante e, se necessário, violenta torcida: não se lançam numa peregrinação? Joalherias e butiques não encenam suas vitrines como espaços sagrados, as joias como relíquias, os cachecóis como toalhas de altar? *Pseudorreligiosos* são considerados esses fenômenos, em todo caso, do alto pedestal das grandes religiões estabelecidas, que só reconhecem como "religioso" o que serve a seu Deus e ignoram quantos jovens mantêm com seus ídolos uma relação mais ardente do que, digamos, um ou outro teólogo rotineiro com Jesus Cristo.

Quão religiosas são, porém, as próprias religiões universais? Eminências eclesiásticas, por exemplo, deixam que suas viagens sejam organizadas de modo semelhante às turnês dos ídolos pop; contratam agências de propaganda, cujo cristianismo eles não põem à prova; complacentemente toleram o merchandising em torno de sua pessoa e não expulsam os vendilhões dos arredores de seu templo. Eles dirigem corporações públicas e, tal qual instituições profanas, contratam e despedem pessoal de acordo com a situação econômica. Não existe mais esfera sagrada que não seja profundamente permeada pelo profano, como, ao contrário, não existe espaço profano imune, destituído de quaisquer sedimentações sacras. A mútua interpenetração de sagrado e profano, bem como de valores e estruturas, precisa levar em conta quem seriamente quer se engajar no contexto multicultural da atualidade. Isso a disciplina Estudos Rituais faria com mais abrangência e profundidade do que tudo quanto até aqui tem sido sugerido.

Ela seria, além disso, preparada muito tempo antes. Primeiro, na verdade, deveriam agir seus precursores: o eixo ritual da escola fundamental e, sua herança, o colóquio performativo. Só então, sobre esse terreno consolidado, é que os Estudos Rituais entrariam como disciplina escolar explícita, passando a tematizar e refletir o que já vinha sendo praticado desde a escolarização. A partir daí, os Estudos Rituais assumiriam dupla função: eixo geral e disciplina especial. Mas em cada disciplina escolar estariam ambas integradas. Cada qual estaria igualmente integrada no eixo, igualmente dedicada a preparar amostras de seu conteúdo para o colóquio, no qual as apresentaria como todas as outras. Mas seu conteúdo se constituiria de repetição, exercício, ritualização, representação: seu alcance e suas fronteiras, seu estabelecimento e consolidação, apoio e imposição de limites.

Aprender a professar

Quase nenhuma disciplina seria tão autorreferente quanto os Estudos Rituais, mesmo num sentido inteiramente existencial. Sem aprová-los, é difícil colocar rituais em prática. Rituais são atos de fé. Quem os celebra se expõe e a eles deve lealdade. Por isso, os Estudos Rituais abrangem duas funções: aprender profissões [religiosas] e aprender a professar. Com efeito, a melhor maneira de aprender as estruturas sociais é a partir de seus atos de fé, o fã-clube futebolístico não menos que a comunidade muçulmana e cristã. Mas professar também demanda aprendizagem; não apenas a sequência correta de gestos, manuseios e palavras, mas também manter-lhes lealdade – e que outros, que não compartilham dessa confissão, também suportem sua realização ritual.

Numa sociedade multicultural, essa é uma delicada corda bamba. Quando atos de fé se tornam visíveis em espaço público, surgem explosivos pretextos de conflito. No espaço da escola é absolutamente impossível evitá-lo. Já nas vestimentas encontra-se muito de confessional. Cada logotipo em roupas de grife é usado em obediência a uma estratégia de marketing, que cunha em seu portador uma filiação; há que se pertencer à comunidade Nike, Adidas ou Benetton. Camisetas com mensagens como "Energia atômica? Não, obrigado!" ou "Outro mundo é possível" lançam mão dessas aspirações e dela fazem uso político. Logotipos transformam-se em identificadores, em manifestações de valor. O véu muçulmano, o quipá dos judeus e a cruz dos cristãos entram em sua competição. É absurdo, no caso, querer distinguir com absoluta nitidez o logotipo profano do sagrado. Tanto mais importante se faz um fórum escolar, no qual, sob as condições de atenção de uma cultura do logotipo, a relação de vestimenta, rito e confissão possa ser vivida de modo refletido. Isso aconteceria se os Estudos Rituais entrassem para o colóquio. Nela, tudo correndo bem, a tensa atmosfera multicultural chegaria à expressão simbólica, em vez de se manifestar em explosão violenta. Se apresentações relativas aos Estudos Rituais conseguissem que alunos apresentassem e explicassem uns aos outros os rituais que para eles significam alguma coisa (e apresentar não precisa ser celebrar um a um) – rituais de associações, fã-clubes, comunidades religiosas, seja lá o que for –, sem que os outros esbocem a respeito o mínimo gracejo; se isso levasse a encontrar uma linguagem comum tanto para as próprias suscetibilidades confessionais e rituais como para as dos outros, os Estudos Rituais estariam então em seu elemento – e teriam feito amplamente mais pela paz social e pelo entendimento intercultural do que todos os apelos pela tolerância.

As comunidades religiosas, nomeadamente as igrejas, deveriam refletir bem se é realmente do interesse delas uma posição contrária aos aqui concebidos Estudos Rituais. Com eles, ganharia entrada na escola uma disciplina que a partir do primeiro ano cria familiaridade com rituais e textos religiosos, praticamente fazendo primeiro por enfeixá-los na formação comunitária e, mais adiante, também teoricamente numa compreensão minuciosa das estruturas sociais, aliás, não a serviço de determinadas confissões, mas no interesse de uma bem entendida mentalidade confessional, e tudo isso no programa geral de ensino. Poderia a escola prestar melhor serviço à aula de religião confessional? A escola não assumiria alguns dos interesses centrais que ela própria, a aula de religião, enquanto disciplina marginal que mesmo com o mais obstinado lobby das igrejas continuará sendo, nem de longe pode satisfazer? Nas condições em funcionamento dos Estudos Rituais, a escola, como comunidade voluntária de trabalho, não estaria muito melhor servida do que, como disciplina "regular", no cânone disciplinar atual?

Com isso tudo, os Estudos Rituais por enquanto estão apenas nebulosamente delineados. Eles atravessariam três fases. Nos primeiros quatro anos, eles seriam o eixo do programa inteiro. Todos os professores da escola fundamental precisariam trazer consigo uma formação geral no sentido dos Estudos Rituais e um cabedal de expressões infantis espontâneas, como sustentáculo de sua paciência verdadeiramente inesgotável e de sua confiança na força da repetição humana. Nos dois anos seguintes, o eixo ritual geral deveria se estabilizar como espinha dorsal de colóquios disciplinares performativos. Só então os Estudos Rituais passariam a fazer parte do andamento escolar como disciplina explícita, reunindo em si ciências sociais e religião/ética – destas acumulando o total de horas/aula. Os professores que ensinam essa disciplina precisam, entretanto, ter incluído em sua formação mais do que "uma pequena arqueologia" do ritual. Precisam ter assimilado sua matéria do ponto de vista histórico-religioso, etnológico e psicanalítico, bem como ter aprendido a entender as estruturas sociais pelo viés teórico-ritual. Não precisam ser historiadores formados, mas possuir um manifesto interesse pela história, nomeadamente pelo caráter evolutivo das estruturas sociais. Não precisam ser especialistas em cristianismo, islamismo ou outra das assim chamadas religiões universais, mas capazes de especificar essas religiões a partir de seus sacramentos. Em certa medida, têm que ser leitores experimentados de rituais, dispondo de ferramentas para decifrar com os alunos mesmo os ritos que não lhe são familiares e, com isso, realizar efetivo trabalho de alfabetização no sentido teórico-ritualístico.

Isso de forma alguma significa que devessem estar constantemente com a palavra ritual na boca, a ponto de os alunos não conseguirem mais ouvi-la, ou reduzir a aula a uma espécie de botânica dos rituais: uma recolha de fenômenos rituais a mais abrangente possível. Um santo católico pode contornar esses mal-entendidos. Para Tomás de Aquino, Deus era efetivamente o único verdadeiro objeto da teologia, mas não a ponto de a teologia, em todas as coisas grandes e pequenas, tê-lo sempre como único objeto de descoberta; sua tarefa seria muito mais contemplar *omnia sub ratione Dei* (tudo em relação a Deus, mas também a partir de Deus [*sub ratione* significa ambas as coisas]).[21] Descontada toda e qualquer reverência metafísica por seu objeto, os Estudos Rituais teriam que proceder exatamente assim: perceber o mundo social *sub ratione ritus*. Neste mundo, há muita coisa que não é ritual, fenômenos como disfuncionalidade, divergência, espontaneidade, criatividade, subversão, revolução; e na verdade todas elas não pairam no ar sem uma base de repetições exercitadas, codificadas, que tanto dão suporte como restringem. As cores espectrais da liberdade dificilmente podem ser mais bem estudadas do que da perspectiva dos Estudos Rituais.

I have a dream. Um sonho bem modesto; apenas uma nova disciplina escolar. Mas já vejo à minha frente todos aqueles que opõem resistência: complicado demais, difícil demais. No caso, seria preciso alterar na verdade uma parte considerável da formação de professores e do ensino escolar, lidar de novo com as igrejas e outras comunidades religiosas, e tudo isso, quando, além do mais, já existe tanta agitação e novas prescrições dos ministérios não param de chegar. E finalmente: quem assegura o êxito de tanto esforço? Ninguém. No entanto, eu garanto que a cultura do déficit de atenção está apenas em seus primórdios; seu verdadeiro ímpeto ainda está por vir. Pode-se observar claramente com que velocidade ela se apressa. Eu sugiro apenas um ponto de encontro escolar contra ela. Esse ponto pode ser estabelecido se o quisermos a sério. Seria um sinal de que pouco a pouco se vai entendendo o que é cultura do déficit de atenção. A mera criação de uma nova disciplina obviamente dá pouco resultado. Ela precisa de pedagogos capazes de senti-la como incentivo a suas próprias intenções e possam enchê-la de vida com seu trabalho diário.

OBSERVAÇÃO FINAL E AGRADECIMENTO

Este livrinho foi estimulado por Stefan Bollmann. Ele, por seu lado, foi estimulado por um artigo no *Süddeutsche Zeitung*, no qual Thomas Steinfeld dava ênfase à minha suspeita de que a galopante síndrome de déficit de atenção somente pode se tornar compreensível por meio de uma abrangente teoria da cultura. E eis que agora se impõe dar a essa suspeita o formato de um livrinho. O *livro*, por trás dele, é minha *Philosophie des Traums* [Filosofia do sonho]. Ela contém os fundamentos teóricos que, aqui, não foram senão direcionados a uma determinada problematização e, finalmente, transpostos a uma sugestão pedagógica.

Stefan Bollmann acompanhou com sugestões sempre úteis o resultado de sua estimulação. Werner Balzer percorreu o texto com amistosa empatia e detectou nele toda sorte de pontos carentes de correção. A inspeção crítica a que o submeteu Andreas Gruschka não deixou de agir sobre sua configuração final. Dedico-o à minha musa pedagógica. Sem as suas sugestões, ele não seria o que é.

Notas

1. Cultura do déficit de atenção

1. Kraus, 1986 [1919], p. 291.
2. Burkert, 1997, f. 9.
3. Cf. Freud, 1975 [1920], p. 222-ss.
4. Elaborado em Türcke, 2002, p. 121-ss.
5. Novalis, 1978 [1797], p. 227.
6. Freud, 1969 [1933], p. 501. NdT: Freud, Sigmund. *O mal-estar na civilização, novas conferências introdutórias à psicanálise e outros textos: (1930-1936)*. Tradução de Paulo César de Souza. São Paulo: Companhia das Letras, 2010.
7. Anders, 1956, p. 21-ss.
8. Eisenstein o. J., p. 27.
9. Benjamin, 1974 [1936], p. 503.
10. Lévi-Strauss, 1995, p. 8.
11. Benjamin, 1974 [1936], f. 502.
12. Hüther, 2006.
13. *Idem*, 2006, p. 224.
14. *Ibidem*.
15. Hüther, 2006, p. 255.
16. *Idem*, 2006, p. 225.
17. *Ibidem*.
18. Hüther, 2006, p. 226.

19. *Ibidem.*
20. Hüther, 2006, p. 227.
21. Dammasch, 2006, 189.
22. No original, *"TDAH-Herd"* joga com o duplo sentido de "fogão" e "foco" (de uma infecção, doença ou algo figurado). (N. do T.)
23. Hopf, 2011, p. 337.
24. *Idem*, 2011, p. 15.
25. E o Zappelphilipp [personagem de uma das histórias de *Struwwelpeter (João Felpudo)*] Ora, esse é um personagem que foi projetado segundo os critérios do Estado autoritário alemão [*Obrigkeitsstaat*] na metade do século 19, quando cumpria tirar das crianças, particularmente dos meninos, a agitação, em favor dos modos comportamentais militarmente estruturados. A agitação de Philipp é desobediência contra essa ordem, que se materializa na advertência do pai para permanecer sentado em silêncio, e a moral da história: a insubmissão motora a si mesma se castiga. Possivelmente, no Zappelphilipp se tem uma boa porção de autobiografia do autor Heinrich Hoffmann, que mal completara um ano perdeu sua mãe, cuja irmã o pai desposaria três anos depois. O deprimente desamparo da criança à mesa entre os pais poderia ser um indício (Gerspach, 2006, p. 105). Em todo caso, ela não sabe se defender senão por meio da agitação autodestrutiva. Pelos critérios de hoje, é hiperativa. Porém, se apenas pontualmente, em presença do pai, ou porque basicamente não consegue fazer diferente, não se diz. Mas a agitação só pode ser razoavelmente julgada em relação ao comportamento geral de uma criança e de seu ambiente social. Determinados meios da sociedade ocidental atual consideram impulso infantil normal de movimento algo que na Prússia militarizada imediatamente receberia a etiqueta "distúrbio comportamental". Agitação não é igual a agitação.] (N. do T.)

26. Para a crítica dessa terminologia técnica e da mentalidade reparatória, cf. Brandi, 2007. É dele a citação, p. 109.
27. *Idem*, 2007, p. 18.
28. Perner, 2007, p. 78.
29. Bergmann, 2007, p. 54.
30. Otto, 1963 [1917], p. 42.
31. Otto, 1963 [1917], p. 149.
32. Na gramática espanhola, encontramos a denominação "advérbios demonstrativos". Em francês, os advérbios *"ci"* e *"la"* surgem acoplados a pronomes demonstrativos. Aqui, pelas razões do texto, ficamos com "pronomes demonstrativos", tradução literal do termo usado no original. (N. do T.)
33. Tomasello, 2002 [1999].
34. *Idem*, 2002 [1999], p. 43
35. *Ibidem*.
36. Tomasello, 2002 [1999], p. 44.
37. *Idem*, 2002 [1999], p. 33ss.
38. *Idem*, 2002 [1999], p. 34.
39. *Idem*, 2002 [1999], p. 84.
40. *Idem*, 2002 [1999], p. 85.
41. *Ibidem*.
42. Tomasello, 2002 [1999], p. 86. Aos nove meses, quando esse comportamento se desenvolve, configura-se ainda algo de especificamente humano: o aperto de pinça. As crianças não agarram mais apenas de modo "palmar", quer dizer, com todos os dedos ao mesmo tempo sobre a palma da mão. Elas aprendem a pegar objetos entre o polegar e o indicador. O aperfeiçoamento tátil da atenção tem início [...]; ver Balzer, 2011, p. 15.
43. Balzer, 2011, p. 18.
44. Freud, 1972 [1900], p. 539.
45. *Idem*, 1972 [1900], p. 257.

46. *Idem*, 1972 [1900], p. 13ss.
47. *Idem*, 1972 [1900], p. 257.
48. *Idem*, 1972 [1900], p. 54. Em alemão, *Wagenhebeeffekt*. Na tradução, "macaco" refere-se, pois, à ferramenta usada para içar e sustentar o carro durante a troca de pneus. (N. do T.)
49. *Idem*, 1972 [1900], p. 14.
50. "*L'attention de l'esprit est donc une prière naturelle, par laquelle nous obtenons que la Raison nous éclaire.*" (Malebranche, 1995 [1707], p. 105)
51. Sobre a lenda freudiana do surgimento da cultura, veja Türcke, 2008, p. 160ss.
52. Dammasch, 2011; Hopf, 2011.
53. Günter, 2009, p. 388.
54. Bebês que desde o primeiro dia projetam, introjetam e praticam a negação da realidade são o produto da fantasia de psicanalistas que se esqueceram de que o processo primário é uma performance mental (Klein, 2000 [1946], 8 ss). Ele precisa ser adquirido.
55. Türcke, 2002, p. 271.
56. Para mais desenvolvimentos a respeito, Türcke, 2008, p. 60ss.
57. Bleuler, 1975, p. 36.
58. *Idem*, 1975, p. 35.
59. Klee, 1987, p. 60.
60. Freud, 1969 [1933], p. 459.

2. Estudos Rituais: esboço de uma disciplina escolar

1. Gruschka 2011, p. 112ss.
2. Marx, 1972 [1848], p. 386.
3. *Idem*, 1972 [1848], p. 40.
4. Kant, 1968 [1803], p. 711.

5. Bueb, 2006.
6. *Naturwüchsig* [espontâneo] não deve ser confundido com *naturgemäß* [natural], *rein* [puro] ou *unverdorben von Kultur* [preservado de cultura].
7. Winnicott, 2002 [1974], p. 14ss.
8. *Rumpelstichen*, *Rumpelstilzchen* ou *Rumpelstiltskin* é o antagonista de um conto de fadas alemão, "O anão saltador", coletado pelos irmãos Grimm e publicado originalmente em 1812. (N. do T.)
9. Winnicott, 2002 [1974], p. 89.
10. Korintherbrief [Epístola aos Coríntios], 13, 1.
11. Adorno, 1968 [1962], p. 395.
12. Para o adjetivo *völkisch*, privilegia-se aqui o sentido arcaico ["nacional"], marcando distância em relação ao sentido que os nazistas lhe atribuíram ["étnico"]. (N. do T.)
13. Musicado para soprano e piano em 1925 (Metzger/Riehn, 1989, p. 144).
14. "A união dos crentes em Cristo segundo São João 15,1-14, representada em seu fundamento e sua essência, em sua necessidade absoluta e seus efeitos", diz o título (Marx, 1975 [1835], p. 449.
15. Schmoll, 2011, p. 3.
16. Nietzsche, 1986 [1882], p. 172.
17. Não é em toda parte que há uma escola fundamental com a duração de quatro anos. Alguns estados as prolongam para seis anos ou até mais. O que aqui se sugere independe tanto da duração do curso como do tipo de escola, baseando-se na psicologia do desenvolvimento e orientando-se apenas pelas turmas. E, no caso, depois do quarto ou sexto ano letivo, impõe-se uma cesura.
18. A respeito, há um exemplo interessante, proveniente da escola fundamental: a caixa de correio da classe. Toda sexta-feira ela

é esvaziada. Ao longo da semana, os alunos devem inserir cartas a seus colegas de classe. Professores que introduzem a caixa de correio apenas como "método" podem constatar que, às sextas-feiras, ela está vazia ou contém escassos bilhetes, amassados, descuidados na forma e no conteúdo. Se as crianças ao mesmo tempo não aprendem que cartas são algo de especial, de significativo, uma espécie de comunicação que se destaca do trato oral, que o papel de carta precisa corresponder a essa importância em termos de escolha e apresentação; que, uma vez que a carta deve ser expressão da experiência conjunta, há que saber ler e escrever todo tipo de coisas; então o experimento com as caixas de correio logo terá chegado ao final. Não basta apenas introduzir um rito. Há que se criar familiaridade com ele. Nesse caso, a professora naturalmente deve tomar a dianteira e escrever a todos os alunos uma cartinha que motive a resposta. Se o ritual amadurece a partir de uma valorização da carta, às sextas-feiras a caixa vai estar cheia. Quem vai abri-la hoje? Quem vai distribuir as cartas? Quem vai ler em voz alta o que recebeu? Em torno dessas perguntas haverá grande alvoroço.

19. <www.bildungsserver.de>. Que em alguns estados federais os Estudos Sociais absolutamente não existam mais como disciplina, e que tenham achado bom dividi-los em disciplinas como "Trabalho-Economia-Técnica" e "Política", é em si mesmo um problema, mas não um motivo que impeça as considerações que se seguem.
20. Isso a associa ao modelo "Lebensgestaltung-Ethik-Religion" (LER). Ela não faz senão incorporá-lo a um contexto mais abrangente, da escola como um todo.
21. Tomás de Aquino, *Summa Theologica*, I q. 1 a. 7.

Referências bibliográficas

Adorno 1986 [1962]: Theodor W. Adorno, *Auf die Frage: Warumsind Sie zurückgekehrt*, GesammelteSchriften, Band 20. 1, Suhrkamp, Frankfurt am Main.

Anders 1956: Günther Anders, *Die Antiquiertheit des Menschen*, Erster Band, C. H. Beck, München.

Balzer 2011: Werner Balzer, *Subjekt und Synapse. Streifzüge durch die Umwelten von Mensch und Maschine*, Manuskript. Erscheint in PSYCHE. Zeitschriftfür Psychoanalyse und ihre Anwendungen, 2. Halbjahr 2012.

Benjamin 1974 [1936]: Walter Benjamin, *Das Kunstwerk im Zeitalter seiner technischen Reproduzierbarkeit*, Gesammelte Schriften (ed. Tiedemann/Schweppenhäuser), Bd. I. 2, Suhrkamp, Frankfurt am Main.

Bergmann 2007: Wolfgang Bergmann, *Ich bin nicht in mir und nicht außer mir, in:* Bernd Ahrbeck (Hg.), Hyperaktivität. Kulturtheorie, Pädagogik, Therapie, Kohlhammer, Stuttgart.

Bleuler 1975: Eugen Bleuler, *Lehrbuch der Psychiatrie*, Springer, Berlin, Heidelberg, New York, 13. Auflage.

Brandl 2007: Yvonne Brandl, *Einmal bitte Öl wechseln und die Schaltun greparieren. Sprache und metaphorische Wahrnehmun-*

gen zur kindlichen Verhaltensbeschreibung, in: Bernd Ahrbeck (Hg.), Hyperaktivität. Kulturtheorie, Pädagogik, Therapie, Kohlhammer, Stuttgart.

Bueb 2006: Bernhard Bueb, *Lob der Disziplin*, List, Berlin, 5. Auflage.

Burkert 1997: Walter Burkert, *Homo Necans*. Interpretationen altgriechischer Opferriten und Mythen, Berlin und New York, 2. Aufl age.

Dammasch 2006: Frank Dammasch, *ADHS – endlich hat das Kind einen Namen*, in: Marianne Leuzinger-Bohleber/Yvonne Brandl/Gerald Hüther (Hg.), ADHS – Frühprävention statt Medikalisierung, Vandenhoeck & Ruprecht, Göttingen.

Dammasch 2011: Frank Dammasch, *Der umklammerte Junge, die frühe Fremdheitserfahrung und der abwesende Vater*, in: Kinderanalyse, 17. Jahrgang, Heft 4, Klett-Cotta, Stuttgart.

Eisenstein o. J.: Sergej Eisenstein, in: *Film. Auge – Faust – Sprache.* Filmdebatten der 20er Jahre in Sowjetrußland, Berliner Filmkunsthaus Babylon, Berlin.

Freud 1972 [1900]: Sigmund Freud, *Die Traumdeutung*, Studienausgabe, Band II, Fischer, Frankfurt am Main.

Freud 1975 [1920]: Sigmund Freud, *Jenseits des Lustprinzips*, Studienausgabe, Band III, Fischer, Frankfurt am Main.

Freud 1969 [1933]: Sigmund Freud, *Vorlesungen zur Einführung in die Psychoanalyse*, Neue Folge, Studienausgabe, Band I, Fischer, Frankfurt am Main.

Gerspach 2006: Manfred Gerspach, *Zum Verstehen von Kindern mit Aufmerksamkeitsstörungen*, in: Marianne Leuzinger--Bohleber/Yvonne Brandl/Gerald Hüther (Hg.), ADHS – Frühprävention statt Medikalisierung, Vandenhoeck & Ruprecht, Göttingen.

Gruschka 2011: Andreas Gruschka, *Verstehen lehren. Ein Plädoyer für guten Unterricht*, Reclam, Stuttgart.

Günter 2009: Michael Günter, *ADHS – eine Denk- und Affektverarbeitungsstörung?*, in: Kinderanalyse, 17. Jahrgang, Heft 4, Klett-Cotta, Stuttgart.

Hopf 2011: Hans Hopf, *"Ich fühlte mich nicht allein in der schweren Situation ...". Supervision der psychoanalytischen Behandlung eines neunjährigen Jungen mit der fachärztlichen Diagnose ADHS*, in: Kinderanalyse, 17. Jahrgang, Heft 4, Klett-Cotta, Stuttgart.

Hüther 2006: Gerald Hüther, *Die nutzungsabhängige Herausbildung hirnorganischer Veränderungen bei Hyperaktivität und Aufmerksamkeitsstörungen*, in: Marianne Leuzinger-Bohleber/Yvonne Brandl/Gerald Hüther (Hg.), ADHS – Frühprävention statt Medikalisierung, Vandenhoeck & Ruprecht, Göttingen.

Kant 1968 [1803]: Immanuel Kant, *Über Pädagogik*, Werke, hg. v. Wilhelm Weischedel, Band XII, Suhrkamp, Frankfurt am Main.

Klee 1987: Paul Klee, *Kunst-Lehre*, Reclam, Leipzig.

Klein 2000 [1946]: Melanie Klein, *Bemerkungen über einige schizoid Mechanismen*, Gesammelte Schriften, Band III, Frommann-Holzboog, Stuttgart-Bad Cannstadt.

Kraus 1986 [1919]: Karl Kraus, *Aphorismen*, Schriften, Band 8, Suhrkamp, Frankfurt am Main.

Lévi-Strauss 1995: Claude Lévi-Strauss, *Ein Hymnus an die Jugend*, Frankfurter Rundschau, 21. 3. 1995.

Malebranche 1995 [1707]: Nicole Malebranche's *Traité de Morale*, Flammarion, Paris.

Metzger/Riehn 1989: Heinz-Klaus Metzger/Rainer Riehn, *Theodor W. Adorno. Der Komponist*, Musik-Konzepte 63/64, edition text + kritik, München.

Marx 1972 [1848]: Karl Marx, *Zur Kritik der Hegelschen Rechtsphilosophie. Einleitung*, Marx-Engels-Werke, Band 1, Dietz, Berlin.

Marx 1975 [1835]: Karl Marx, *Abituraufsatz*, Marx-Engels Gesamtausgabe (MEGA), Band I. 1, Dietz, Berlin.

Nietzsche 1986 [1882]: Friedrich Nietzsche, *Brief an Heinrich Köselitz*, Februar 1882, Sämtliche Briefe, Kritische Studienausgabe, Band 6, dtv, München.

Novalis 1978 [1797]: Novalis, *Blüthenstaub*, Werke, Tagebücher und Briefe Friedrich von Hardenbergs, Band 2, herausgegeben von Hans-Joachim Mähl, Hanser, München.

Otto 1963 [1917]: Rudolf Otto, *Das Heilige*, C. H. Beck, MünchenPerner 2007: Achim

Perner, *Das Drängen des Triebes und die postmoderne Nervosität*, in: Bernd Ahrbeck (Hg.), Hyperaktivität. Kulturtheorie, Pädagogik, Therapie, Kohlhammer, Stuttgart.

Schmoll 2011: Heike Schmoll, *Politische Handschriften. In Hamburg ist ein Streit über das richtige Schreibenlernen in der Grundschule entbrannt*, Frankfurter Allgemeine Zeitung, 3. 8. 2011.

Sennett 1998: Richard Sennett, *Der flexible Mensch*, Berlin Verlag, Berlin.

Tomasello 2002 [1999]: Michael Tomasello, *Die kulturelle Entwicklung des menschlichen Denkens*, Suhrkamp, Frankfurt am Main.

Türcke 2002: Christoph Türcke, *Erregte Gesellschaft. Philosophie der Sensation*, C. H. Beck, München.

Türcke 2008: Christoph Türcke, *Philosophie des Traums*, C. H. Beck, München.

Winnicott 2002 [1974]: Donald W. Winnicott, *Vom Spiel zur Kreativität*, Klett-Cotta, Stuttgart, 10. Auflage.

Este livro foi composto na tipologia
Dante MT Std, em corpo 12/16,
e impresso em papel off-white no
Sistema Cameron da Divisão Gráfica da
Distribuidora Record.